Prof. Dr. Michaela Axt-Gadermann
und Prof. Dr. Peter Axt

SKIN
FOOD

INHALT

EINLEITUNG

Schöne Haut kommt nicht (alleine) aus der Tube

Mango statt Maske, Papaya statt Peeling, Soja statt Salbe – das klingt für viele zunächst gewöhnungsbedürftig. Vielleicht haben Sie sich bisher tatsächlich noch keine großen Gedanken über den Zusammenhang zwischen Ernährung und Hautzustand gemacht. Möglicherweise haben Sie im Kampf gegen die Zeichen der Zeit ausschließlich auf eine Pflege von außen gesetzt und gehofft, eine teure Creme mit zahlreichen wissenschaftlich klingenden Inhaltsstoffen könne Ihre Haut ausreichend ernähren und sie mit allem versorgen, was sie braucht. So geht es vielen. Denn nach einer Umfrage des Portals statista.de geben Deutschlands Frauen jährlich rund 1,5 Milliarden Euro für Hautpflege aus. Das entspricht dem Wert von 50 000 Mittelklassewagen. Sicherlich weiß Ihre Haut eine regelmäßige typgerechte Pflege zu schätzen, doch das alleine reicht nicht aus. Die Haut ist vor allem ein Spiegelbild Ihrer Ernährung und Ihres Lebensstils. Wenn Sie sich überwiegend von Chips, Bratwürstchen und Schokolade ernähren, werden Sie selbst mit den besten Kosmetikprodukten nicht gegen Falten »ancremen« können.

Andererseits gibt es mittlerweile zahlreiche wissenschaftliche Belege dafür, dass eine gezielte Ernährung nicht nur die Hautalterung verzögern, sondern auch die Ausstrahlung und Attraktivität verbessern und Hautkrankheiten lindern kann. Das, was wir täglich essen, wirkt sich auf Zustand und Aussehen unserer Haut aus.

Wir erklären Ihnen deshalb, welche Nahrungsmittel Sie häufig auf Ihren Speiseplan setzen sollten, wenn Sie Schönheit und Vitalität Ihrer Haut möglichst lange erhalten wollen, und auf welche Nahrungsmittel Sie aus demselben Grund lieber verzichten sollten. Bei unseren Empfehlungen geht es allerdings nicht nur um allgemeine Hinweise für eine schöne Haut, denn jeder weiß, dass unsere Haut auf Umwelteinflüsse und Ernährungs-

fehler unterschiedlich stark reagiert. Deshalb geben wir Ihnen individuelle, auf die einzelnen Sonnen- und Hauttypen abgestimmte Ernährungsempfehlungen, die Sie leicht in die Praxis umsetzen können.
Des Weiteren ist bekannt, dass einige Hautkrankheiten auf eine Umstellung der Ernährung positiv reagieren. In einem gesonderten Kapitel finden Sie für alle relevanten Hautkrankheiten entsprechende Ernährungs- und Nährstoffempfehlungen.
Wir wünschen Ihnen viel Freude beim Lesen und eine schöne Haut ein Leben lang.

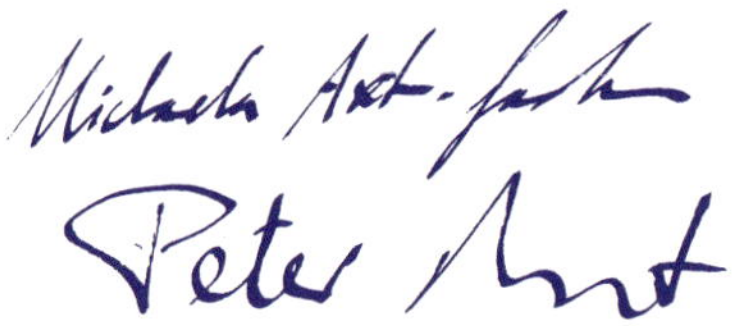

ENTZÜNDUNGEN LASSEN SIE FRÜH ALT AUSSEHEN

Inflammaging – die neue Sicht der Hautalterung

Sicher waren Sie auch schon öfters in der peinlichen Situation, das Alter eines Menschen schätzen zu müssen. Peinlich deshalb, weil die »Spielregeln« es erfordern, diese Person jünger und nicht älter einzuschätzen. Jeder von uns hat Bilder in seinem Kopf, wie zum Beispiel Vierzig-, Fünfzig- oder Sechzigjährige auszusehen haben. Damit vergleichen wir den Fragenden, ziehen vorsichtshalber noch mal fünf Jahre ab und nennen dann zaghaft eine Zahl. Häufig liegen wir mit dieser Schätzung richtig, oft aber auch total daneben. Woran liegt das? Warum sehen manche Menschen wesentlich jünger aus, als sie sind, während bei anderen die Jahre schon sehr früh ihre Spuren hinterlassen haben?

Nicht alle Menschen altern gleich schnell. Während sich die einen eine glatte Haut, volles Haar und ein attraktives Äußeres bis ins hohe Alter bewahren können, scheinen bei anderen die Jahre doppelt zu zählen. Auch wenn zwei Menschen laut Ausweis gleichaltrig sind, kann doch das »biologische Alter« ihrer Haut um zehn und mehr Jahre voneinander abweichen.

Bisher ging man davon aus, dass diese Unterschiede vor allem auf die Erbanlagen zurückzuführen sind. Doch inzwischen schätzt man, dass bei der Hautalterung der Anteil der Gene bei gerade mal 20 Prozent liegt. Wissenschaftler sind mittlerweile ganz anderen Übeltätern auf der Spur: Die eigentlichen Ursachen für Fältchen, schlaffes Bindegewebe und hängende Gesichtskonturen scheinen minimale Entzündungen im Hautgewebe zu sein.

Diese werden in erster Linie durch unseren Lebensstil begünstigt: Sonnenbäder, Rauchen, Übergewicht, Stress und insbesondere falsche Ernährung lassen die Haut im Eiltempo altern, da sie Öl ins Feuer der Mikroentzündungen gießen. Alterung ist nach neuesten Erkenntnissen eine schwache, aber dennoch nachweisbare Entzündung, die den gesamten Körper betrifft.

Wahrscheinlich denken Sie bei Entzündungen an Rötungen, Brennen, Schmerzen und Schwellungen. Doch die Mini-Entzündungen darf man sich nicht vorstellen wie Entzündungen bei Halsschmerzen, Insektenstichen oder einem Sonnenbrand. Die chronischen Entzündungen sind nicht so offensichtlich und auch nicht so stark ausgeprägt, wie bei einer Blinddarmentzündung oder einer Infektionskrankheit. Dafür schwelen sie aber langfristig und betreffen den gesamten Organismus. Auch Schmerzen treten nicht auf. Doch der ständige Kampf und die pausenlosen Reparaturvorgänge, die unterschwellige Entzündungen erfordern, kosten den Körper sehr viel Kraft. Müdigkeit, Depressionen, Herzprobleme und Übergewicht können ebenso Folge einer chronischen Entzündung sein wie vorzeitige Hautalterung und Faltenbildung. Mit dem bloßen Auge lassen sich diese Veränderungen noch nicht erkennen, und Beschwerden verursachen sie ebenfalls nicht. Aber unter dem Mikroskop kann man bereits eine verstärkte Ansammlung von Entzündungszellen nachweisen. Ist so ein Entzündungsprozess erst mal gestartet, setzt er sich unaufhaltsam fort, wenn wir nichts dagegen tun.

Für die Verbindung zwischen Entzündung (engl.: inflammation) und Alterung (engl.: aging) prägte der italienische Immunologe Claudio Franceschi von der Universität Bologna den Begriff »Inflammaging«.

Faltenbeschleuniger auf dem Teller und in der Umwelt

Verantwortlich für diese Entzündungen in der Haut sind Stoffe und Vorgänge, die zunächst gefährlich klingende Namen haben wie Arachidonsäure, freie Radikale und Glykierung. Vielleicht meinen Sie, mit solchen Substanzen sind Sie noch nie in Ihrem Leben in Berührung gekommen, doch das ist leider nicht ganz richtig. Sie machen täglich mehrfach

Bekanntschaft mit diesen »Faltenbeschleunigern«. Über diese Stoffe sollten Sie deshalb mehr wissen, wenn Sie die Hautalterung verstehen wollen. Tag für Tag wird ein Teil des Sauerstoffs, den wir einatmen, in unserem Stoffwechsel zu freien Radikalen umgewandelt. Wie man inzwischen weiß, haben diese Sauerstoffradikale sowohl positive als auch negative Effekte. Immer dann, wenn freie Radikale in zu hoher Konzentration in unserem Organismus auftreten, stellen sie eine Gefahr dar und beschleunigen Entzündungen und Alterung. Dann agieren sie wie Wegelagerer, ziehen durch unseren Körper und sind immer auf der Suche nach Zellen, die sie angreifen und beschädigen können. Sonnenlicht, Rauchen, falsche Ernährung, aber auch erschöpfender Sport vermehren die Zahl und die zerstörerische Kraft der freien Radikale.

Der zweite Gegner, den Sie kennen müssen, sind Entzündungsfette. Zu dieser Gruppe zählt insbesondere die Arachidonsäure. Sie ist eine natürliche Fettsäure, die Sie auf dem Teller haben, wenn Sie Fleisch, Wurst oder andere tierische Nahrungsmittel essen, und die auch von unserem Körper täglich gebildet wird, wenn wir Omega-6-Fettsäure-haltige Nahrungsmittel wie Margarine oder Sonnenblumenöl verzehren.

Was Sie vielleicht bisher noch nicht gewusst haben: Auch Zucker und andere Kohlenhydrate, die schnell vom Körper aufgenommen werden, lassen die Haut vorzeitig ledrig werden, denn auch sie führen zu Entzündungen und machen das Bindegewebe steif und unelastisch (Glykierung). Zucker ist sozusagen der dritte Hautfeind, dem Sie sich stellen sollten.

Egal, ob gerade Radikale, Zucker oder Entzündungsfette am Werke sind, das Ergebnis ist immer das gleiche: Die Haut altert, weil Entzündungen die Hautstrukturen zerstören, das Bindegewebe beschädigen und Falten zur Folge haben. Eine Kombination mehrerer Entzündungsförderer, wie wir sie in unserer modernen, fett- und kohlenhydratreichen und ballaststoffarmen Ernährung finden, beschleunigt den Vorgang noch weiter.

Diesen »Hautschädlingen« sind wir jedoch nicht hilflos ausgeliefert. Unsere Nahrung enthält Inhaltsstoffe, die die Hautalterung bremsen. Im Laufe unseres Lebens nehmen wir etwa 30 Tonnen Nahrung und 50 000 Liter Flüssigkeit zu uns. Wir haben es demnach in der Hand, ob wir dem

Körper mit Messer und Gabel große Mengen Schutzstoffe oder Schadstoffe zuführen.
Die Natur liefert reichlich Nahrungsmittel und Gewürze, die Entzündungen hemmen und den Hautzustand günstig beeinflussen können. Essen wir das Richtige zur richtigen Zeit, eröffnen wir uns einen »Jungbrunnen«, dessen Wirkung weit über die von Vitamintabletten, Anti-Falten-Cremes und Anti-Aging-Pillen hinausgeht. Denn die Inhaltsstoffe von Beeren, Pflanzenölen und anderen hochwertigen Nahrungsmitteln bremsen die Hautalterung gleich an mehreren Stellen aus.

Mit der Ernährung Entzündungen löschen

Ihre Haut wird von Entzündungsfeinden permanent angegriffen. Je älter Sie sind, desto leichter entstehen Entzündungen, denn im alternden Körper werden ständig Entzündungsstoffe ausgeschüttet, viel mehr als bei jungen Menschen. In der entzündeten Haut werden als Folge vermehrt freie Radikale produziert, die das Erbgut der Zellen schädigen. Diese ständigen Auseinandersetzungen hinterlassen verständlicherweise Spuren. Denn nicht der Zahn der Zeit ist der Hauptfeind unserer Haut, sondern der tägliche Entzündungsstress. Deshalb raten wir Ihnen, wenn Sie sich möglichst lange über Ihr jugendliches und strahlendes Aussehen freuen möchten, die Entzündungen in Schach zu halten. Ihr zukünftiges »Hautalter« hängt entschieden davon ab, wie gut es Ihnen gelingt, die »Gegner« auf Distanz zu halten und gleichzeitig das Abwehrsystem der »Festung Haut« zu optimieren.
Wenn es um Entzündungen geht, unterscheidet man zwischen akuten und chronischen Entzündungen. Eine akute Entzündung ist zum Beispiel eine leichte Verbrennung oder ein Sonnenbrand. Die Haut ist rot und heiß, dieser Zustand hält ein paar Tage an, bevor er wieder abklingt. Ein paar kleinere Gewebeschäden bleiben zurück, aber die sind, wenn es sich um ein einmaliges Ereignis gehandelt hat, meist nicht tragisch. Akute Entzündungen stellen einen sehr komplexen biologischen Prozess des Körpers

dar und sind eine natürliche Reaktion auf Verletzungen oder Infektionen. Sie sind ein wichtiger Schritt im Heilungsprozess.
Anders bei chronischen Entzündungen. Diese kommen viel weniger dramatisch daher, werden meistens gar nicht wahrgenommen und schwelen langsam vor sich hin. Doch für die Haut sind sie um einiges gefährlicher, da sie meistens nicht von selber abklingen und deshalb auf Dauer viel größere Schäden im Hautgewebe hinterlassen als akute Entzündungen.
Werden zum Beispiel Hautzellen durch Infektionen beschädigt, führt dies zur Freisetzung bestimmter Fettsäuren, zum Beispiel Arachidonsäure, eine Omega-6-Fettsäure. Sie wird rasch in entzündungsfördernde Botenstoffe umgewandelt. Diese sogenannten Prostaglandine bewirken, dass sich die Gefäße erweitern, die Durchblutung zunimmt und Immunzellen an den Ort des Geschehens gelockt werden. Immunzellen produzieren zur Verteidigung freie Radikale. Die haben Sie ja bereits als Hautschädiger kennengelernt. Und sie aktivieren Enzyme, die das Bindegewebe schädigen.
Diese Vorgänge sind bei einer akuten Hautinfektion sinnvoll und notwendig, um zum Beispiel Keime zu beseitigen. Durch die bessere Durchblutung gelangen die Abwehrzellen leichter und in größerer Zahl zum Infektionsherd. Dort können die Abwehrzellen durch das »Zerschneiden« von Bindegewebsfasern mithilfe von Enzymen besser an die Keime rankommen. Mithilfe von freien Radikalen schwächt die körpereigene Abwehr dann den Feind und kann ihn letztendlich überwältigen. Aufgrund der Schlagkraft des Immunsystems ist dieser Vorgang nur von kurzer Dauer.
Ganz anders sieht es bei einer chronischen Entzündung aus. Hier ziehen sich die Abwehrzellen nicht nach geschlagener Schlacht zurück, sondern es werden dauerhaft im Gewebe freie Radikale und Entzündungsbotenstoffe produziert. Die schädigenden Prozesse mit Abbau von Bindegewebe und Bildung freier Radikale laufen permanent ab, die Haut altert im Zeitraffertempo.
Freie Radikale haben somit bei der Entstehung von Entzündungen eine Doppelfunktion: Einerseits werden sie im Rahmen von Entzündungsprozessen gebildet, andererseits können sie aber auch selber die Ursache für Entzündungen sein.

FAZIT

Hautalterung ist zu einem großen Teil Folge einer fortgeschrittenen Hautentzündung, die wir durch unsere übliche Ernährung und unseren Lebensstil fördern oder bremsen können.

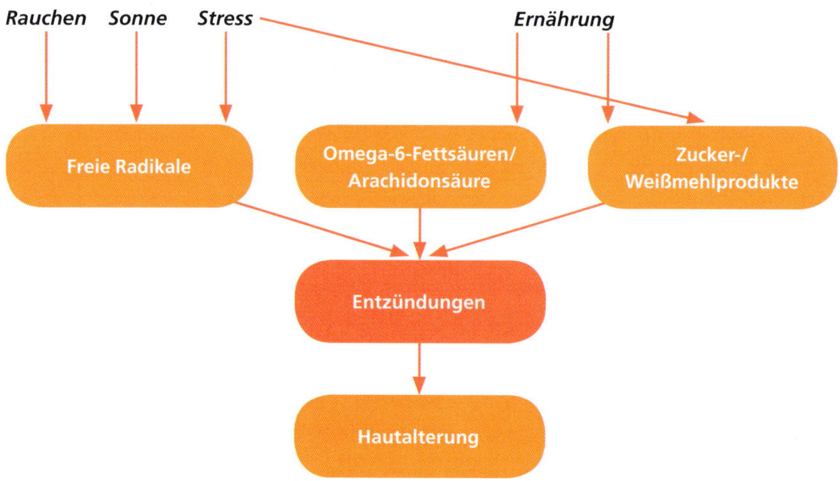

Lebensstilfaktoren wie Rauchen, Sonnenbäder, Stress oder falsche Ernährung begünstigen über verschiedene Mechanismen Entzündungen und beschleunigen dadurch die Hautalterung.

SKIN-FOOD – HAUTPFLEGE ZUM ESSEN

Lass Nahrung deine Medizin sein

Menschen, die sich über viele Jahre eine jugendlich wirkende Haut erhalten konnten, haben – oft ohne es zu wissen – hauptsächlich Nahrungsmittel zu sich genommen, die Entzündungen mildern können, und meistens auf Lebensmittel verzichtet, die entzündungsfördernd wirken. Wenn Sie eine solche gesunde Ernährung zu Ihrem Lebensstil machen und über einen längeren Zeitraum praktizieren, bauen Sie damit gleichzeitig auch einen wirkungsvollen Faltenschutz auf. Zu diesem Schluss kamen australische Forscher. Sie konnten zeigen, dass die typische Mittelmeerkost tatsächlich Falten verzögert und die Haut länger jung erhält. Das Geheimnis scheint der hohe Gehalt an pflanzlichen Schutzstoffen sowie an einfach und mehrfach ungesättigten Fettsäuren zu sein. Wer regelmäßig Nahrungsmittel wie Oliven, pflanzliche Öle, Fisch, Nüsse, Hülsenfrüchte, Obst, Gemüse und Salat verzehrt, hat tatsächlich eine zartere und jünger wirkende Haut.

An der besagten australischen Untersuchung nahmen mehr als 450 Menschen aus Griechenland und Schweden sowie angelsächsische und griechische Einwanderer teil. Die Wissenschaftler verglichen die Faltentiefe von Menschen, die sich nach traditioneller griechischer Kost ernährt hatten, mit jener von Personen, die einen westlichen Ernährungsstil mit viel Fleisch, Milch und Butter bevorzugten. Vor allem die einfach und mehrfach ungesättigten Fettsäuren in pflanzlichen Ölen, Nüssen und Fisch sowie Inhaltsstoffe von Obst und Gemüse entpuppten sich als die Jungbrunnen der Haut. »Von einer Umstellung auf mediterrane Kost kann jeder Mensch profitieren, egal wie alt er ist«, glaubt Professor Jan Brighthope, Präsident des Australischen College für Ernährung und Umweltmedizin.

Skin-Food kann mehr als Hautcreme

Was können Sie von Skin-Food erwarten? Natürlich wäre es falsch zu behaupten, dass Sie alleine durch eine Ernährungsumstellung innerhalb kürzester Zeit alle Falten beseitigen und die Hautalterung komplett stoppen können.

Es wäre aber ebenso naiv zu denken, dass sich das, was Sie täglich essen, nicht auf Zustand und Aussehen Ihrer Haut auswirkt. Nutzen Sie deshalb die Möglichkeiten einer »Hautpflege zum Essen« – wenn Sie Ernährung gezielt einsetzen, wird Ihre Haut davon profitieren. Sie können mit dem Ernährungsprogramm nicht nur die schwelenden Entzündungen unter der Haut reduzieren, sondern auch die Widerstandskraft gegen UV-Strahlen erhöhen, trockene Haut »von innen eincremen«, Faltenbildung verzögern, Hautunreinheiten beseitigen und sogar bei einigen chronischen Hautkrankheiten gute Erfolge erzielen. Den Effekt sehen Sie aber nicht sofort am nächsten Tag. Die Hautregeneration benötigt 28 Tage, das heißt, Sie werden erste Erfolge nach etwa vier Wochen feststellen können. Setzen Sie deshalb unsere Empfehlungen langfristig um. Es lohnt sich!

Auf Dauer ist die Wirkung einer individuellen und typgerechten Ernährung in vielen Fällen sogar der Hautpflege von außen überlegen. Warum ist das so?

- Alle Zellen Ihres Körpers und ganz besonders die sich schnell teilenden Hautzellen benötigen unzählige Nährstoffe, die in ihrer Komplexität nur in der Nahrung vorkommen. In wissenschaftlichen Untersuchungen konnte nachgewiesen werden, dass unsere Haut mehrere Dutzend Nährstoffe benötigt, um gesund und schön zu bleiben. Über die Nahrung erreichen diese Wirkstoffe jede Hautzelle, von der Kopfhaut bis zur kleinen Zehe. Keine Creme kann etwas Vergleichbares leisten.
- Haut, Haare und Nägel sind wichtige Indikatoren für Ernährungssünden und Mangelerscheinungen. Eine Fehlernährung macht sich schon frühzeitig mit grauer, müder Haut, Haarausfall, brüchigen Nägeln, Pickeln oder Falten bemerkbar. Keine Hautcreme kann Ernährungssünden ungeschehen machen.

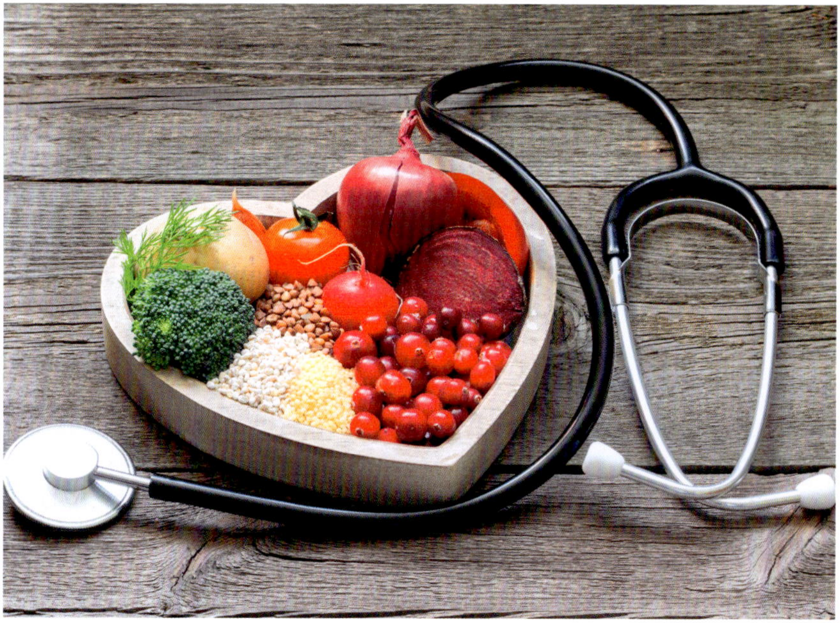

Nahrung kann Medizin und Kosmetik sein.

- Ihre Haut ist kein Schwamm, der alles wahllos aufsaugt, sondern in erster Linie eine Barriere, die durch Kosmetikinhaltsstoffe von außen nicht so leicht überwunden werden kann. Nicht alle Inhaltsstoffe, die in einer Creme enthalten sind, werden deshalb auch tatsächlich von der Haut aufgenommen.
- Mit der richtigen Ernährung lassen sich Entzündungen und Alterung im gesamten Organismus einschließlich der Haut beeinflussen. Nahrungsmittel, die die Haut vor Falten schützen, tun auch dem ganzen Körper gut.
- Eine gute Pflege kann jedoch Ihre »Kosmetik von innen« ergänzen. Wichtig ist es, mindestens von März bis Oktober eine Tagespflege mit Lichtschutzfaktor zu verwenden. Auch einige Kosmetikinhaltsstoffe wie Retinol, Vitamin C oder Grüntee-Extrakte wirken sich nachweisbar günstig auf die Kollagenfasern und Pigmentbildung aus.

Leitungswasser verjüngt um 7,5 Jahre

Wer schön sein will, muss trinken – und zwar das Richtige. Ein französischer Hersteller lässt sich den Wunsch nach glatter und faltenfreier Haut gut bezahlen. Knapp 200 Euro muss man für eine zweiwöchige Trinkkur hinlegen. Dafür enthält »Shot Beauté« einen Cocktail aus 45 Vitaminen, Pflanzenstoffen und Eiweiß. Doch es geht auch preiswerter. Für wenige Cent bekommen Sie ein ähnlich wirkungsvolles Schönheitsmittel, das Ihre Haut innerhalb von zehn Minuten belebt und um mehr als sieben Jahre verjüngt, frei Haus geliefert:

Der Berliner Hautforscher Dr. Michael Boschmann konnte nachweisen, dass Leitungswasser hervorragend geeignet ist, um die Haut zu beleben. Bereits zehn Minuten nach dem Trinken eines halben Liters Wasser nehmen Durchblutung, Stoffwechsel und Sauerstoffversorgung der Haut messbar zu. Die verbesserte Stoffwechselaktivität fördert nicht nur die Schutz- und Abwehrfunktion der Haut, sie bewirkt auch eine sichtbare Verjüngung und Vitalisierung. Ultraschalluntersuchungen belegten, dass nach dem Wassertrinken die Faltentiefe der Haut für mehrere Stunden abnahm. Die gemessenen Glättungseffekte entsprachen einer Hautverjüngung von mindestens 7,5 Jahren. Wenn Sie einen Teil Ihres Flüssigkeitsbedarfs mit grünem oder schwarzem (entkoffeiniertem) Tee decken, führen Sie Ihrem Körper zusätzlich noch eine geballte Portion Schutzstoffe, vor allem reichlich Antioxidantien, zu.

Daneben kann einfaches Wasser den Kalorienverbrauch leicht steigern. Die gleiche Arbeitsgruppe konnte nämlich auch nachweisen, dass Wasser den Stoffwechsel aktiviert und den Kalorienverbrauch ankurbeln kann. Dazu mussten die Testpersonen morgens auf nüchternen Magen einen halben Liter Wasser trinken. Der Energieumsatz stieg daraufhin um etwa 30 Prozent an. Der Effekt ließ sich 60 bis 90 Minuten später noch nachweisen. Allerdings bedeutet das nur einen zusätzlichen Kalorienverbrauch von 25 Kalorien. Um alleine mit dieser Methode ein Kilo Fettgewebe abzubauen, müsste man neun Monate Geduld aufbringen.

MIT OBST UND GEMÜSE GEGEN FREIE RADIKALE

Es gibt drei große Alterungsbeschleuniger, die wir durch unseren Lebensstil und unsere Ernährung begünstigen oder bremsen können. Sie lassen unsere Haut schneller faltig und schlaff werden. Zum einen sind dies die freien Radikale, die im Stoffwechsel anfallen. Ihr Gegenmittel, die sogenannten Antioxidantien, finden wir auf unserem Teller. Der zweite Beschleuniger sind Öle und Fette mit einem hohen Omega-6-Fettsäure-Gehalt, denn dieser fördert Entzündungen. Doch auch für sie gibt es im Supermarkt ein Gegenmittel, nämlich Öle, die reich an Omega-3-Fettsäuren sind, und verschiedene Gewürze wie Ingwer oder Curcuma. Die dritte »süße Gefahr« geht vom Zucker aus. Diesen finden wir nicht nur in Kuchen und Süßigkeiten, sondern auch versteckt in Ketchup oder Fertiggerichten. Die Gegenmaßnahmen sind eine ballaststoffreiche und ausgewogene Kost und der Verzicht auf zu viele Snacks zwischendurch.

Freie Radikale ausbremsen

»Raucher oder Nichtraucher?« – Für die meisten Menschen erübrigt sich diese Frage, wenn sie in das Gesicht ihres Gegenübers schauen. Mit einer hohen Trefferquote kann man Raucher von Nichtrauchern unterscheiden. Man sieht ihnen – ab einem gewissen Alter – ihre Leidenschaft tatsächlich an. Ihre Haut ist verdickt, oft gelblich verfärbt und vor allem deutlich faltiger als die Haut von gleichaltrigen Nichtrauchern. Kein Wunder, denn während der Raucher genüsslich an seiner Zigarette zieht, überflutet er seinen Körper Zug um Zug mit Milliarden sogenannter »Radikale«, die Körperzellen schädigen und damit den Alterungsprozess beschleunigen. Den Angriff der freien Radikale auf den Körper bezeichnet man auch als »oxidativen Stress«.

Doch auch wer sich regelmäßig in die Sonne legt oder ins Solarium begibt, um stets eine attraktive Bräune zeigen zu können, muss zehn Jahre später mit weniger attraktiven Falten und Pigmentflecken rechnen, denn auch hier sind die freien Radikale besonders aktiv.
Wenn es um die Hautalterung geht, dann summieren sich die Schwächen und Nachlässigkeiten im Lebensstil. Das belegt auch eine japanische Studie. Exzessives Sonnenbaden in Kombination mit Rauchen erhöht das Risiko für Falten um das 11-Fache (!) verglichen mit Nichtrauchern, die sich nur selten in der Sonne aufhalten.
Auch beim Sport steigt – je nach Intensität – die Bildung der aggressiven Moleküle und damit der oxidative Stress für den Körper an.

FREIE RADIKALE SIND ÜBERALL!

Entdeckt wurden die freien Radikale bereits vor mehr als 60 Jahren von Dr. Denham Harman, einem Professor für Medizin und Biochemie an der Universität von Nebraska. Der »Vater der freien Radikale« entwickelte 1956 die Theorie, dass die meisten Veränderungen im Laufe des Alterungsprozesses vor allem durch die Angriffe der aggressiven Moleküle ausgelöst und beschleunigt werden. Auch in unserer Haut werden kontinuierlich freie Radikale gebildet und wieder abgebaut.
Doch, wie man erst seit Kurzem weiß, haben freie Radikale nicht nur negative Auswirkungen auf unseren Körper, sondern erfüllen auch wichtige Funktionen in unserem Stoffwechsel und bei der Abwehr von Krankheitserregern. Dennoch muss sich unser Körper vor einem Übermaß an freien Radikalen schützen. Deshalb verfügt unser Organismus über ein effektives körpereigenes Schutzsystem, mit dem er Schäden abwehren kann. Und dieses System ist trainierbar. Vergleichen lässt es sich mit unseren Muskeln. Wenn wir diese nicht trainieren, sind sie schlapp und schwach. Ein gezieltes Training führt zu einem Zuwachs an Kraft und Muskelmasse. Überlasten wir die Muskulatur jedoch, nimmt sie Schaden.
Ebenso lässt sich unser Abwehrsystem gegen freie Radikale durch ein gezieltes »Training« stärken, denn freie Radikale sind quasi die Sparringspartner unseres körpereigenen Schutzsystems. Diese Signal- und Modula-

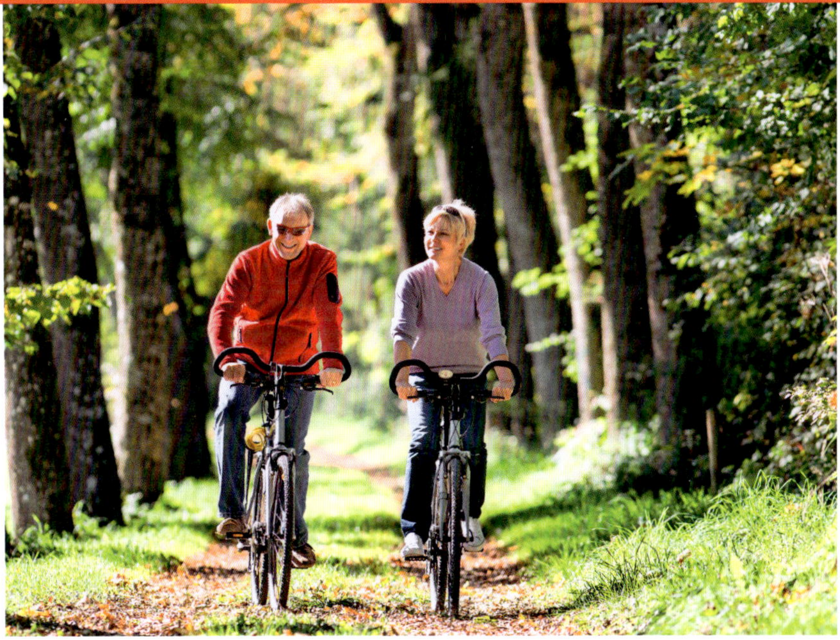

tionsmoleküle stärken und verbessern die Schadensabwehr. Wenn der Organismus nur wenigen freien Radikalen ausgesetzt ist, muss er sich nicht den Luxus einer starken Radikalenabwehr leisten. Sieht er sich aber einer Vielzahl von Angreifern gegenüber, rüstet das Abwehrsystem auf, und nach kurzer Zeit sind wir besser vor freien Radikalen geschützt als zuvor. Das funktioniert aber nur bis zu einer gewissen Grenze. Überlasten wir die Radikalenabwehr, zum Beispiel durch Rauchen oder exzessives Sonnenbaden, dann wird der Körper von den aggressiven Molekülen überrannt und der Organismus altert schneller.

Wenn Sie also regelmäßig in Maßen Sport treiben, zum Beispiel mehrmals wöchentlich eine halbe Stunde Joggen oder eine Stunde mit dem Rad unterwegs sind, atmen Sie in dieser Zeit verstärkt Sauerstoff ein. Die Menge der freien Radikale steigt vorübergehend leicht an. Das ist ein Signal für unser Schutzsystem aufzurüsten. Auch wenn Sie sich in diesem Fall für 30 bis 60 Minuten einem verstärkten oxidativen Stress aussetzen, sind Sie in den restlichen 23 Stunden des Tages deutlich besser vor den schädlichen Molekülen geschützt als die Couch-Potatoes. Marathonlaufen, Kettenrauchen, Dauerstress oder Sonnenexzesse überfordern hingegen das Schutzsystem des Körpers komplett.

Solange eine ausgewogene Balance zwischen dem oxidativen Stress durch freie Radikale und den antioxidativen Schutzsystemen besteht, nimmt unser Organismus keinen Schaden. Ist jedoch das empfindliche Gleichgewicht gestört, beschleunigen die freien Radikale die Hautalterung ganz dramatisch.

Noch vor einigen Jahren war man davon überzeugt, dass durch hohe Vitamindosen die Zahl der Sauerstoffradikale reduziert und dadurch der Alterungsprozess verzögert werden könnte. Die Reduktion der freien Radikale durch Vitamingaben ließ sich auch durch entsprechende Studien belegen. Mittlerweile setzt man nicht mehr auf hohe Vitamindosen, denn es hat sich gezeigt, dass dadurch in einigen Fällen das Krankheitsrisiko erhöht wird. Besser ist es, die benötigten Schutzvitamine dem Körper über die Nahrung zuzuführen.

TONNENWEISE FREIE RADIKALE

Die wichtigste Quelle für freie Radikale ist Sauerstoff. Innerhalb von etwa 75 Jahren atmet ein Mensch ungefähr 17 Tonnen Sauerstoff ein. Daraus entsteht fast eine Tonne freier Radikale, vor der wir uns schützen müssen.

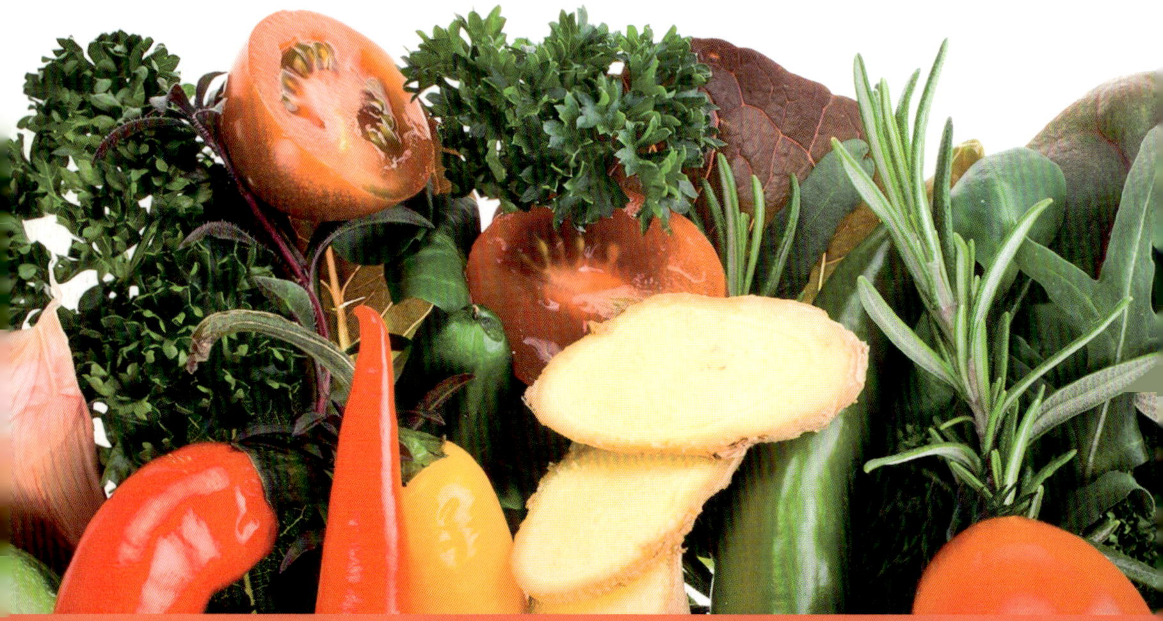

VERVIELFÄLTIGEN SIE IHR PERSÖNLICHES SCHUTZPOTENZIAL

Unser körpereigenes Schutzsystem ist ein wichtiger Partner, um unsere Haut vor vorzeitiger Alterung zu bewahren. Doch wir haben noch weitere Verbündete im Kampf gegen die freien Radikale. Diese Schutzstoffe, man bezeichnet sie als Antioxidantien, können wir essen. Sie sind in verschiedenen Nahrungsmitteln, allen voran Obst und Gemüse, aber auch in Rotwein, Tee, dunkler Schokolade oder Kaffee enthalten. Wie wirkungsvoll wir uns mit Messer und Gabel vor den Angriffen der aggressiven Teilchen schützen können, zeigt eine Studie der Berliner Charité. Dort stellte man fest, dass Frauen, die viele schützende Antioxidantien im Blut haben, für ihr Alter deutlich jünger aussehen und weniger Falten aufweisen.

Reicht es also aus, einfach öfters mal in den Obstkorb zu greifen, um die Haut vor dem Einfluss der gefährlichen Moleküle zu bewahren? Nicht unbedingt! Das Schutzpotenzial, das Sie mit der Ernährung aufbauen können, hängt ganz entscheidend von den Obst- und Gemüsesorten bzw. den Getränken ab, die Sie zu sich nehmen. Denn gerade in ihrer Schutzwirkung unterscheiden sich die einzelnen Nahrungsmittel ganz erheblich. Kaum jemandem ist bisher diese Tatsache bekannt, und deshalb greifen

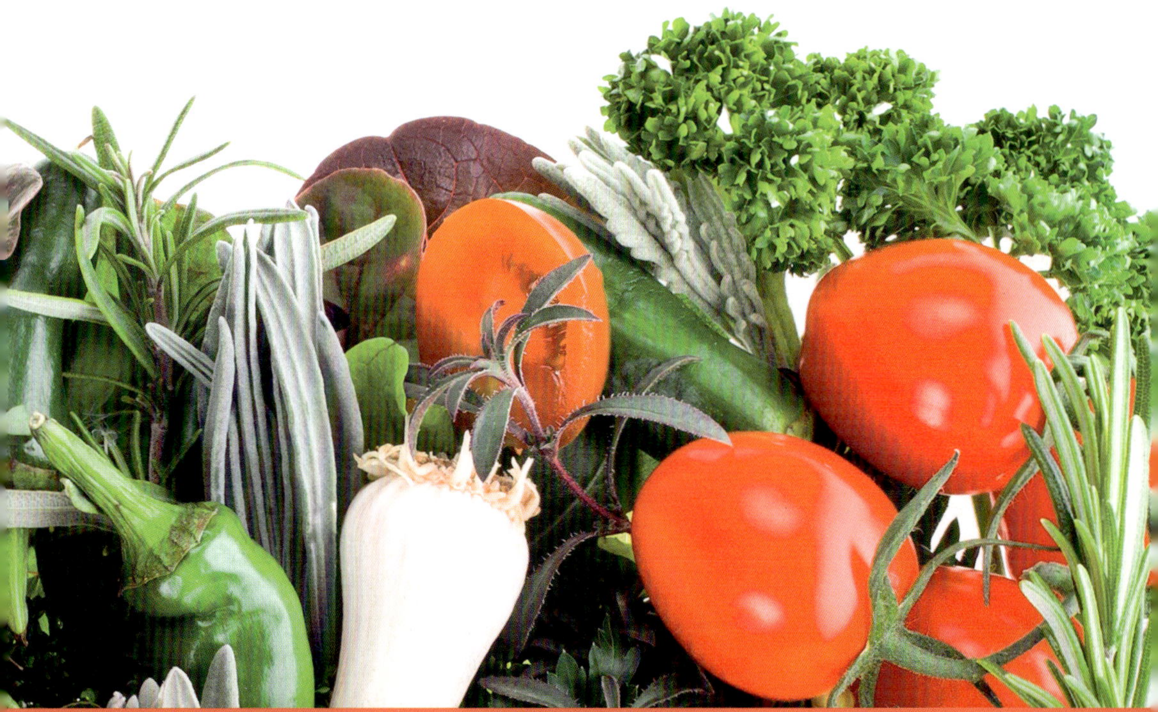

wir oft zu Obst- und Gemüsesorten sowie Getränken, die zwar nicht schaden, allerdings auch keinen großen Zusatznutzen für die Haut bringen.

Die antioxidative Schutzwirkung pflanzlicher Nahrungsmittel und Getränke ist nämlich sehr unterschiedlich. Eine hohe Schutzkapazität haben vor allem dunkle Beerensäfte, Rotwein und grüner sowie schwarzer Tee. Vergleicht man diese miteinander, so entspricht zum Beispiel das Schutzpotenzial von einem Glas Holundersaft dem von 55 Gläsern Apfelsaft.

Wie sich die einzelnen Nahrungsmittel in Bezug auf ihre Schutzkapazität unterscheiden, zeigt auch folgendes Beispiel: Stellen Sie sich vor, zwei Personen wollen etwas für ihre Gesundheit tun. Die erste Person verzehrt 500 Gramm Pfirsiche und 500 Gramm Gurken. Die andere Person trinkt lediglich 0,2 Liter Sauerkirschsaft. Bei oberflächlicher Betrachtung scheint die erste Person ungleich besser versorgt zu sein. Vergleicht man aber nur den Gehalt an aufgenommenen Schutzstoffen, hat die zweite Person – trotz der kleinen Menge – etwa achtmal mehr hautwirksame Radikalenfänger zu sich genommen.

Die Schutzwirkung, das sogenannte »antioxidative Potenzial« der einzelnen Obst- und Gemüsesorten oder der daraus zubereiteten Säfte, kann man mithilfe des sogenannten ORAC-Tests (oxygen radical absorbance capacity) messen. Die Schutzwirkung wird mit einem Wert (ORAC-Einheiten) angegeben. Je höher dieser Wert ist, desto besser schützen die entsprechenden Nahrungsmittel die Haut und den gesamten Körper vor den Angriffen der freien Radikale.

Der ORAC-Wert gibt an, wie stark eine Substanz in der Lage ist, freie Radikale abzuwehren. Man schätzt, dass der tägliche Bedarf bei 3500–5000 ORAC-Einheiten liegt. Diese Menge ist enthalten in 5–8 Portionen Obst und Gemüse, jedoch abhängig davon, zu welchen Sorten man greift (siehe Tabelle). Doch rund 80 Prozent der Bevölkerung nehmen täglich etwa drei Portionen Obst und Gemüse zu sich und erreichen damit nur etwa 1000 ORAC-Einheiten. Diese Menge an Schutzstoffen reicht nicht aus, um die Haut wirkungsvoll vor Schäden zu schützen.

Schutzkapazität von Obst und Gemüse je 100 g			
Obst/Gemüse	**ORAC-Einheiten**	**Obst/Gemüse**	**ORAC-Einheiten**
Himbeeren	1500	Kirschen	290
Johannisbeeren	1400	Zucchini	290
Erdbeeren	1000	Kiwi	220
Oliven	1000	Avocado	220
Spinat	850	Wirsingkohl	210
Paprika, rot	840	Chicorée	190
Peperoni	760	Tomaten	170
Heidelbeeren	740	Artischocken	160
Zwiebeln	580	Äpfel	150
Grapefruit	520	Kopfsalat	130
Pilze	490	Bohnen, grün	130
Auberginen	490	Grünkohl	115
Orangen	420	Blumenkohl	110
Spargel	390	Kartoffeln	80
Trauben, blau	380	Lauch	70
Kürbis	370	Pfirsich	70
Rucola	360	Banane	60
Mangold	350	Sellerie	50
Zwetschgen	340	Möhren	40
Radicchio	320	Gurke	40
Rote Bete	300	Endivien	30

Schutzkapazität von Getränken je 100 ml			
Getränk	**ORAC-Einheiten**	**Getränk**	**ORAC-Einheiten**
Holundersaft	5500	Sauerkirschnektar	750
Espresso	5000	Rote-Bete-Saft	780
Schwarzer Johannisbeersaft	3240	Apfelwein	420
Cystus-Tee	2400	Roter Traubensaft	390
Sauerkirschsaft	2320	Multivitaminsaft	340
Rotwein (Rioja/ Bordeaux)	1500	Orangensaft	260
Erdbeersaft	1420	Pfirsichsaft	230
Brombeersaft	1220	Weißwein	150
Moosbeerensaft	1120	Tomatensaft	110
Cranberrysaft	1100	Karottensaft	120
Grüner Tee	1100	Bier	130
Schwarzer Johannis-beernektar	930	Apfelsaft	100
Schwarzer Tee	900	Weißwein	60
Roter Johannisbeersaft	870	Weißer Traubensaft	50

Anmerkung: Die Angaben zu den Schutzwerten der einzelnen Nahrungsmittel sind Mittelwerte. Sie können je nach Anbau, Messmethode und Zubereitung etwas schwanken.

ANTIOXIDATIVE SCHUTZWIRKUNG AUSGEWÄHLTER OBST- UND GEMÜSESORTEN UND GETRÄNKE IM VERGLEICH

Schutzpotenzial von Getränken im Vergleich
1 Glas Holundersaft = 2 Gläser schwarzer Johannisbeersaft = 4 Gläser Rotwein = 6 Gläser grüner Tee = 14 Gläser roter Traubensaft = 55 Gläser Apfelsaft

Schutzpotenzial von Obst und Gemüse im Vergleich
100 g Spinat = 100 g Paprika = 200 g Orangen = 240 g Rucola = 300 g Kirschen = 650 g Kopfsalat = 1900 g Gurken

WAS WIR IHNEN RATEN

Früchte und Beeren, die erst spät und reif geerntet werden, weisen deutlich höhere Schutzwerte auf als Obst, das unreif gepflückt wird und dann beim Transport nachreift. Bevorzugen Sie deshalb möglichst Früchte aus biologischem Anbau, die in Ihrer Region und der jeweiligen Jahreszeit wachsen.

Strahlender Gemüseteint

Zum Wohle Ihrer Haut sollten Sie versuchen, zukünftig täglich mindestens 5 Portionen Obst und Gemüse zu verzehren und bei der Auswahl auch die Schutzkapazität der einzelnen Nahrungsmittel berücksichtigen. Ein bis zwei Portionen sollten aus der Liste der Nahrungsmittel mit hoher Schutzkapazität stammen. Eine Portion Obst oder Gemüse bedeutet in etwa die Menge, die in Ihre Hand passt. Ein Apfel wäre zum Beispiel eine Portion. Ein großer Teller Gemüsesuppe wahrscheinlich schon zwei. Auch ein Glas (= 200 ml) Saft darf in diese Rechnung mit einfließen, allerdings nur einmal pro Tag. Das heißt, Sie dürfen Ihren Obst- und Gemüsebedarf nicht ausschließlich in flüssiger Form decken.
Was glauben Sie, nach welcher Zeit man Ihnen diese gesündere Ernährung ansieht? Nach Monaten, Jahren oder vielleicht erst nach Jahrzehn-

ten? Sie werden erstaunt sein: Erste, für Ihre Mitmenschen sichtbare Veränderungen kann man schon nach vier Wochen feststellen! Das fanden britische Forscher heraus. Schon fünf Portionen Obst und Gemüse am Tag reichen aus, um innerhalb von vier Wochen eine anziehendere Gesichtsfarbe zu bekommen. In einer Studie sollten Teilnehmer am Computer den Hautton auf Fotos so abändern, dass ihnen die abgebildeten Personen möglichst gesund und hübsch erschienen. In fast allen Fällen wurde der Teint deutlich gelblicher und heller gewählt als auf dem Originalfoto. Die Grundlage der gelblichen Haut-Nuance bilden natürliche Pflanzenstoffe, die mit der Nahrung aufgenommen und anschließend in hoher Konzentration in der Haut abgelagert werden.

Doch warum wirken die Obst- und Gemüseesser offenbar anziehender? Attraktivität basiert zum Teil auf der Hautfarbe. Der regelmäßige Verzehr karotinoidreicher, roter, orangener oder intensiv grüner Nahrungsmittel wie Karotten, Tomaten, Pfefferminz, Grünkohl, Wassermelonen oder Aprikosen verleiht dem Teint allmählich eine goldene Färbung, die wir an unseren Mitmenschen als besonders attraktiv empfinden – so das Ergebnis der Untersuchung. Obwohl viele immer noch eine dunkle Sonnenbräune für den Inbegriff der Schönheit halten, scheinen die meisten Menschen instinktiv eine »gesunde« Gesichtsfarbe, wie sie durch Obst und Gemüse hervorgerufen wird, zu bevorzugen und anziehender zu finden.

ÖLE UND FETTE – DER RICHTIGE TREIBSTOFF FÜR EINE JUNGE HAUT

Das japanische 2:1-Ideal

Durch unsere moderne Ernährung mit viel Fleisch und Wurst, häufigem Verzehr von Fertigprodukten und einem Mangel an naturbelassenen Nahrungsmitteln stören wir das ausgewogene Verhältnis der Fettsäuren in unserem Körper – und das ist problematisch, denn diese sind wichtige Bestandteile des körpereigenen Entzündungsschutzes und verantwortlich für die Produktion entzündungsfördernder oder entzündungshemmender Botenstoffe.

Inzwischen ist das Fettsäureverhältnis in unserer westlichen Ernährung in eine solche Schieflage geraten, dass manche Ernährungsexperten von einer »chronischen Entzündungsepidemie« sprechen.

In unserer Ernährung sind nämlich vor allem die entzündungsfördernden Omega-6-Fettsäuren im Überfluss enthalten, während die entzündungshemmenden Omega-3-Fettsäuren weitgehend fehlen.

Die wichtigsten Omega-6-Fettsäuren sind die Arachidonsäure, die Linolsäure und die Gamma-Linolensäure. Zu den wichtigsten Omega-3-Fettsäuren zählen die Alpha-Linolensäure, die Eicosapentaensäure (EPA) und die Docosahexaensäure (DHA). Doch lassen Sie sich von den kaum auszusprechenden Namen nicht verwirren.

Wichtig für Ihre Haut ist vor allem das ausgewogene Verhältnis der Omega-6- zu Omega-3-Fettsäuren in der Nahrung. Zur Zeit des

WAS WIR IHNEN RATEN

Fisch enthält nicht nur wertvolle Fettsäuren. Vor allem Lachs und Wildlachs liefern auch den Schutzstoff DMAE (Dimethylaminoethanol). Dieser Wirkstoff verbessert nachweislich die Spannung der Haut – sowohl innerlich (Fisch oder Fischölkapseln) als auch äußerlich angewendet.

Omega-6-Fettsäuren

Linolsäure
(enthalten in Sonnenblumenöl, Maiskeimöl, Distelöl u. a.)

↓ wird umgewandelt von Enzym 1 in

Gamma-Linolensäure
(enthalten in Nachtkerzenöl, Borretschöl, Hanföl)

↓ wird umgewandelt von Enzym 2 in

Arachidonsäure
(enthalten in Fleisch, Wurst, Schweineschmalz)

↓

entzündungsfördernde Botenstoffe

Omega-3-Fettsäuren

Alpha-Linolensäure
(enthalten in Leinöl, Rapsöl, Walnüssen u. a.)

↓ wird umgewandelt von Enzym 1 in

Eicosatetraensäure (ETA)

↓ wird umgewandelt von Enzym 2 in

Eicosapentaensäure (EPA)
(enthalten in fettem Fisch)

↓

entzündungshemmende Botenstoffe

Neandertalers lag dieses Verhältnis noch bei 1:1, das heißt, in der Nahrung standen Omega-6- und Omega-3-Fettsäuren – die wir prinzipiell beide benötigen – in einem ausgewogenen Verhältnis zueinander.
Auch die jung erhaltende japanische Ernährung weist noch ein hervorragendes Verhältnis von 2:1 auf. Doch unsere westliche Nahrung weicht teilweise dramatisch von diesem Idealwert ab. Wir nehmen viel zu viele entzündungsfördernde Omega-6-Fettsäuren und viel zu wenige entzündungshemmende Omega-3-Fettsäuren zu uns. In der westlichen Welt beträgt das Verhältnis etwa 15:1. Und das ist gefährlich: Omega-6-Fettsäuren werden im Organismus zu entzündungsfördernden Botenstoffen umgebaut. Im Übermaß stören Omega-6-Fettsäuren deshalb viele Körperprozesse und können Entzündungen in der Haut auslösen oder verstärken. Die Verschiebung des Quotienten zugunsten der entzündungsfördernden Fettsäuren führt zu chronischen Entzündungsprozessen in der Haut und beschleunigt die Hautalterung.

Entzündungsfette sind überall

Die Hauptursache für diese Veränderungen ist der übermäßige Verzehr von Fleisch und die Verwendung der »falschen« Pflanzenöle, denn sie alle liefern reichlich Omega-6-Fettsäuren. So wurden Distel- oder Sonnenblumenöle und die aus diesen Ölen hergestellten Margarinen in der Vergangenheit für besonders gesund gehalten und der häufige Verzehr empfohlen – was so brav befolgt wurde, dass derzeit von der Verwendung dieser Öle wieder abgeraten werden muss. Lassen Sie deshalb die Finger von diesen Pflanzenölen. Vor allem Distel-, Sonnenblumen- und Traubenkernöl enthalten über 100-mal (!) mehr entzündungsfördernde Omega-6-Fettsäuren als entzündungshemmende Omega-3-Fettsäuren (siehe Tabelle). Andere Öle, vor allem Lein-, Raps- und Hanföl, weisen ein hervorragendes Omega-6- : Omega-3-Fettsäureverhältnis auf und nehmen dadurch Ihre Haut in Schutz. Hier dürfen Sie öfters mal zur Ölflasche greifen.

Tabelle: Wirkungsweise der Omega-3- und Omega-6-Fettsäuren im Organismus

Entzündungshemmende Botenstoffe (werden im Körper hergestellt aus Omega-3-Fettsäuren)	**Entzündungsfördernde Botenstoffe (werden im Körper hergestellt aus Omega-6-Fettsäuren)**
Hemmen Entzündungen Verhindern Blutverklumpungen Verbessern die Durchblutung, wirken gefäßerweiternd Stärken die Abwehrfunktionen Wirken schmerzlindernd	*Fördern Entzündungen* Fördern Blutverklumpungen, wichtig für die Gerinnung Beeinträchtigen die Durchblutung, wirken gefäßverengend Blockieren Abwehrreaktionen Fördern Schmerzen

Doch die Entzündungsfette und ihre Gegenspieler sind nicht nur in pflanzlichen Ölen enthalten. Ernährungsexperten empfehlen Menschen mit Entzündungen schon seit längerer Zeit, Schweinefleisch, Innereien und Wurst komplett vom Speiseplan zu streichen. Diese Empfehlungen haben durch-

aus ihre Berechtigung, denn bestimmte Fleischsorten und Innereien sind die bedeutendsten Arachidonsäure-Lieferanten. Auch die Arachidonsäure zählt zu den »Omega-6-Entzündungs-Fettsäuren«, die zu chronischen, unterschwelligen Entzündungen in unserer Haut beitragen.
Mit der üblichen fleischhaltigen Ernährung nehmen wir täglich etwa 400 mg der Entzündungsfette auf – das ist deutlich mehr, als wir benötigen. Immerhin kommt man mit 100 g Leberwurst schon auf mehr als 200 mg Arachidonsäure, in der gleichen Menge Schweineschmalz sind 1700 (!) mg Arachidonsäure enthalten.
Das »Gegenmittel« zur Arachidonsäure im Fleisch finden Sie auch in tierischen Nahrungsmitteln. Es sind die Omega-3-Fettsäuren im Fisch.

Wir essen, was unsere Tiere fressen

Nicht nur die menschlichen Ernährungsgewohnheiten haben sich in den letzten Jahrzehnten verändert, auch die moderne Fütterung der Nutztiere wirkt sich negativ auf unsere Versorgung mit wichtigen Fettsäuren aus.
Das Fleisch wild lebender Tiere enthält rund 5 Prozent Fett, das von domestizierten Tieren zwischen 20 und 30 Prozent. Zudem unterscheidet sich auch die Fettzusammensetzung im Fleisch von Tieren, die sich ihr Futter auf abwechslungsreichen Weiden selber suchen dürfen, von Stalltieren, die überwiegend mit Getreide und Kraftfutter versorgt werden. Fleisch und Milch frei lebender Tiere enthält reichlich entzündungshemmende Omega-3-Fettsäuren, während bei Stalltieren die entzündungsfördernden Omega-6-Fettsäuren überwiegen.
Der Agrarwissenschaftler Daniel Weiß von der Universität Weihenstephan veröffentlichte eine Studie zum Omega-3-Fettsäuregehalt von Milch und Käse. Das Ergebnis: Bergkäse von Kühen, die den ganzen Sommer auf der Alm grasen dürfen, enthält doppelt so viele Omega-3-Fettsäuren wie Käse von Stalltieren. Doch auch Käse und Milch von »Flachlandkühen« könnte mehr Omega-3-Fette enthalten, wenn die Tiere öfters auf der Weide grasen dürften.

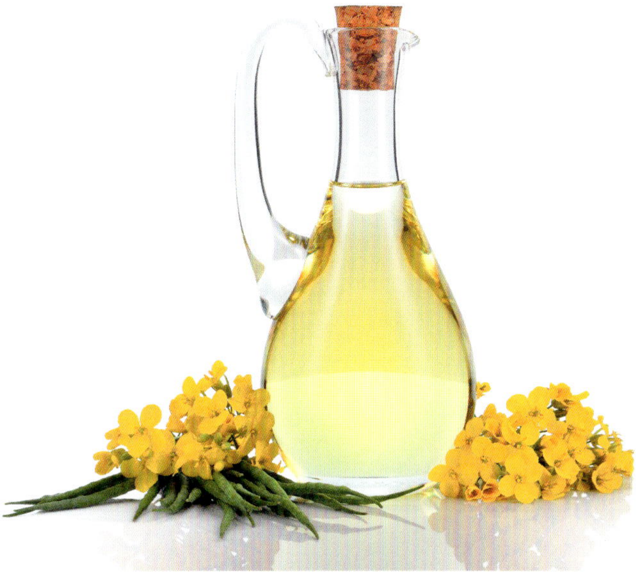

Ein günstiges Fettsäureverhältnis mit wenig Omega-6-Fettsäuren (Arachidonsäure) und mehr Omega-3-Fettsäuren weisen aus diesem Grund Wildtiere (Reh, Hirsch, Wildschwein) sowie grasgefütterte Weidetiere auf. Selbst beim Fisch lässt sich der Einfluss des Futters auf die spätere Nährstoffzusammensetzung nachweisen: Wildlachs weist beispielsweise einen deutlich höheren Gehalt an Omega-3-Fettsäuren auf als die in Fischfarmen gezüchteten Lachsarten.

Machen Sie den Ölwechsel

Wenn Sie Ihre Haut lange jung und faltenfrei halten wollen, sollten Sie in Ihrer Ernährung entzündungsfördernde gegen entzündungshemmende Fette austauschen. Täglich sollten Sie nicht mehr als 200 mg Arachidonsäure aufnehmen. Bereits dadurch lässt sich die Bildung entzündungsfördernder Stoffe deutlich reduzieren. Da Arachidonsäure nur in tierischen Lebensmitteln enthalten ist, dürfte diese Empfehlung für Vegetarier kein Problem sein. Dennoch ist eine rein vegetarische Ernährung nicht unbedingt die beste, wenn es um die Hautalterung geht. Denn – das darf nicht vergessen werden – Fleisch und auch Fisch sind wichtige Eiweißlieferanten (siehe Kasten). Wer in seiner Ernährung keine tierischen Eiweiße hat, muss auf eine gute Kombination pflanzlicher Lebensmittel achten, um alle Eiweißbausteine, die eine gesunde Haut benötigt, aufzunehmen. Alle, die auf Fleisch nicht völlig verzichten möchten, sollten auf jeden Fall Fleischsorten mit geringem Arachidonsäureanteil bevorzugen.

WAS WIR IHNEN RATEN

Wenn Sie in Ihrer Nahrung den Anteil an lebenswichtigen ungesättigten Fettsäuren erhöhen und die Zufuhr gesättigter Fette senken, werden Haut- und Körperzellen geschmeidiger und die Aufnahmefähigkeit für andere Vitalstoffe und Sauerstoff wird verbessert.

AUCH EIWEISSMANGEL LÄSST DIE HAUT ALTERN

Viele Menschen, vor allem figurbewusste Frauen, die ständig Diät halten, nehmen in der Regel eher zu wenig als zu viel Eiweiß (Proteine) auf. Beim Fasten oder bei einseitigen Diäten werden schon nach wenigen Tagen die körpereigenen Eiweißreservoirs angegriffen. Menschen, die sich eiweißarm ernähren, altern unverhältnismäßig schnell. Proteine bzw. die daraus gewonnenen Aminosäuren sind nämlich wichtige Bestandteile der elastischen und kollagenen Fasern der Haut. Sie sind notwendig für den Aufbau und die Erneuerung der Körperzellen und für die Hormonproduktion.

Eine ausreichende Eiweißzufuhr zusammen mit den richtigen Fettsäuren und ausreichend Schutzstoffen kann Alterungsprozesse nicht nur stoppen, sondern sogar umkehren und Hautschäden reparieren. Dazu ist 1 Gramm Eiweiß pro Kilogramm Körpergewicht notwendig. Eine 60 kg schwere Frau sollte deshalb eine Eiweißaufnahme von etwa 60 g täglich anstreben. Ein Mann mit 80 kg benötigt etwa 80 g Proteine.

Gute Eiweißlieferanten sind Fisch, mageres Fleisch, Nüsse und Hülsenfrüchte wie Bohnen, z. B. auch Sojabohnen, oder Erbsen.

Schauen Sie sich auch einmal in Ihrer Küche um. Finden Sie hier überwiegend Sonnenblumen-, Distel- und Maiskeimöle und die daraus hergestellten Margarinesorten? Dann machen Sie einen Ölwechsel und tauschen Sie diese Omega-6-Fettsäurelieferanten aus gegen Omega-3-Öle. Eröffnen Sie in Ihrer Küche eine »Ölbar« mit einer Auswahl hochwertiger »Beauty-Öle«. Hierzu zählen vor allem Lein-, Raps- und Hanföle.

Finger weg! Die 12 gefährlichsten »Brandstifter«
Tierische Nahrungsmittel mit hohem Arachidonsäuregehalt

Lebensmittel (100 g)	Arachidonsäuregehalt in mg
Schweineschmalz	1700
Schweineleber	870
Kalbsleber	350
Eigelb	297
Schinken (durchwachsen)	250
Leberwurst	230
Rinderleber	210
Hühnerkeule	190
Truthahnkeule	190
Geräucherter Schinken (mager)	130
Fleischwurst, Würstchen	120
Mageres Schweinefleisch	120

Quelle: www.journalmed.de

Tierische Nahrungsmittel mit geringem Arachidonsäuregehalt	
Lebensmittel (100 g)	**Arachidonsäuregehalt in mg**
Molke	0
Speisequark	0–5
Buttermilch 1% Fett	1
Milch	0–4
Joghurt	4
Camembert	10–30
Tilsiter (45 % Fett i. Tr.)	27
Gekochter Schinken	50
Truthahnbrust	50
Mageres Kalbfleisch	53
Mageres Rindfleisch	70
Hühnerei	70
Butter	80
Hühnerbrust	100–110

Fische mit hohem Gehalt an Omega-3-Fettsäuren	
Fisch	**Omega-3-Fettsäure g/100 g**
Makrele	2,7
Lachs	1,8
Hering	1,7
Thunfisch	1,6
Sardine	1,3

Omega-6- und Omega-3-Fettsäuren in Pflanzenölen (Alle Angaben in g pro 100 g Lebensmittel)

Pflanzenöle	**Omega 6**	**Omega 3**	**Omega 6 : Omega 3**
Distelöl	73,9	0,5	148:1
Traubenkernöl	69,2	0,5	138:1
Sonnenblumenöl	61,0	0,5	122:1
Margarine, Linolsäure > 50 %	41,1	0,5	82:1
Sesamöl	41,4	0,7	59:1
Maiskeimöl	54,3	1,0	54:1
Erdnussöl	25,8	0,8	32:1
Olivenöl	8,6	0,8	11:1
Weizenkeimöl	54,2	7,1	8:1
Sojaöl	49,5	7,0	7:1
Walnussöl	57,3	10,1	6:1
Rapsöl	20,4	9,3	2:1
Hanföl	60,3	20,2	3:1
Leinöl	15,1	61,5	1:4

Quelle: Mod. nach: Ernährungs-Informations-System der Uni Hohenheim, 2005

Essen Sie mehr davon! Nahrungsmittel, Gewürze und Getränke mit entzündungshemmender Wirkung

In vielen Ernährungsbüchern und Diätratgeber erfahren Sie, was Sie nicht essen sollen. Wir nennen Ihnen Nahrungsmittel, von denen Sie ruhig mehr verzehren dürfen. Interessant für eine schöne Haut und eine Verzögerung von Alterungsvorgängen sind vor allem Nahrungsmittel, Gewürze und Getränke mit einer entzündungshemmenden Wirkung.

Entzündungen werden in der Medizin im Allgemeinen mit Medikamenten wie Paracetamol, Ibuprofen oder Kortison bekämpft. Doch diese Mittel haben bekanntlich Nebenwirkungen und sind deshalb für die langfristige Einnahme nicht geeignet. Doch amerikanischen Wissenschaftlern ist es gelungen, verschiedene Nahrungsbestandteile, sogenannte »sekundäre Pflanzenstoffe«, zu identifizieren, die antientzündliche Wirkungen besitzen und die Sie jeden Tag essen können. Eines der wichtigsten antientzündlichen Gewürze ist Curcuma, der Hauptbestandteil von Curry.

Doch auch andere Nahrungsmittel enthalten entzündungshemmende Stoffe. Quercetin ist so ein Wundermittel. Man findet den Stoff in Äpfeln, aber auch in Trauben und in Eichenholz. Deshalb ist die Quercetinkonzentration besonders hoch in Wein, der im Eichenfass gereift ist. Zusätzlich enthalten ist der Entzündungshemmer Resveratrol, den man in zahlreichen Pflanzen, allen voran in roten Trauben, aber auch in Himbeeren oder Erdnüssen findet. Besonders hoch ist die Konzentration in Rotwein. Während weißer Traubensaft 0,2 mg/l und roter Traubensaft 1 mg/l Resveratrol enthält, liefert die gleiche Menge Rotwein zwischen 2 und 12 mg/l.

Grüner Tee enthält den schwer auszusprechenden, aber umso wirkungsvolleren Schutzstoff Epigallocatechin-Gallat (EGCG).

Hier haben wir die wichtigsten Nahrungsmittel, Gewürze und Getränke im Überblick zusammengestellt.

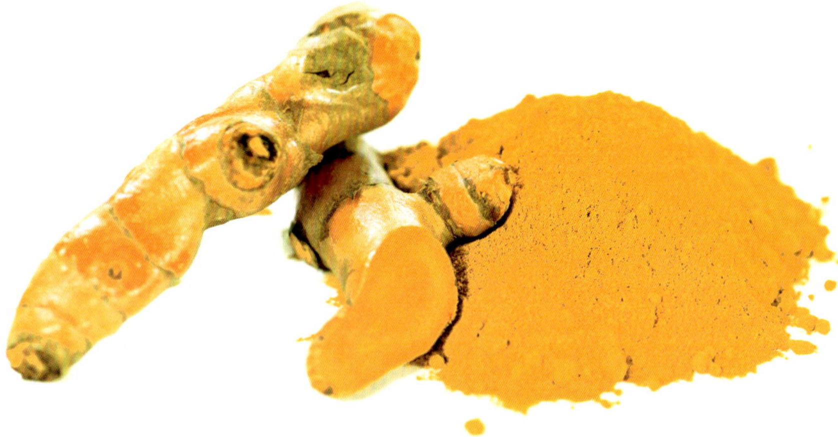

GELBWURZ (CURCUMA)

Curcuma ist ein Gewürz, das in der indischen und asiatischen Küche weitverbreitet ist. Curcuma gibt Currymischungen die gelbe Farbe, und in Indien werden damit zahlreiche Gerichte mit Huhn, Fisch, Linsen oder Gemüse gewürzt.

Besonders interessant ist die stark entzündungshemmende Wirkung der Gelbwurz, denn Inhaltsstoffe des Gewürzes greifen direkt in die Arachidonsäurekaskade ein und blockieren so die Bildung von Entzündungsstoffen. Untersuchungen konnten zudem zeigen, dass Curcuma einen hervorragenden Schutz vor freien Radikalen und Zellschäden bietet.

Empfohlene Dosierung: Täglich etwa einen halben Teelöffel. Diese Menge kann entweder zum Würzen von Speisen verwendet oder als Tee getrunken werden. Curcuma gibt es auch als Kapseln.

WAS WIR IHNEN RATEN: ENTZÜNDUNGSHEMMENDER GEWÜRZTEE

½ Teelöffel Curcuma, ½ Teelöffel Zimt und ein kleines Stück geriebener frischer Ingwer (oder ½ Teelöffel Ingwerpulver) mit 0,5 Liter heißem Wasser überbrühen. Über den Tag verteilt trinken.

ZIMT GEGEN ZUCKER

Ein hoher Blutzuckerspiegel fördert Entzündungen und beschleunigt alle Alterungsprozesse. Zimt kann einen erhöhten Blutzuckerspiegel wirkungsvoll senken. Das zeigt auch eine Studie ganz deutlich: Die Teilnehmer mussten 40 Tage lang täglich 1 bis 6 Gramm Zimt verzehren. Dadurch sank der Nüchternblutzucker bei Personen mit Zuckerkrankheit deutlich ab, teilweise um bis zu 30 Prozent. Mit dem Gewürz können aber nicht nur Diabetiker, sondern auch »Gesunde« ihren Blutzucker im Gleichgewicht halten. Zusätzlich schützen Zimtinhaltsstoffe vor freien Radikalen.
Empfohlene Dosierung: Täglich ½ Teelöffel. Zimt gibt es auch als Nahrungsergänzung in Kapseln.

INGWER – NICHT JEDERMANNS SACHE, ABER AUSGESPROCHEN GESUND

Auch Ingwer zählt zu den »Anti-Entzündungs-Gewürzen«. Verschiedene Inhaltsstoffe verhindern die Umwandlung von Arachidonsäure in den stark entzündungsfördernden Botenstoff Leukotrien B4. Andere Ingwerwirkstoffe können freie Radikale besser abfangen als Vitamin E.
Empfohlene Dosierung: Täglich ein etwa 1 cm dickes Stück frischen Ingwers klein schneiden und mit kochendem Wasser als Tee überbrühen oder als Gewürz verwenden, alternativ ½ Teelöffel Ingwerpulver. Wer Ingwer geschmacklich gar nichts abgewinnen kann, greift zu Ingwerkapseln.

DUNKLE BEEREN – DAS BLAUE WUNDER

Beerenfrüchte wie Holunder-, Johannis- und Heidelbeeren enthalten zahlreiche wertvolle Inhaltsstoffe. Vor allem die sogenannten »Anthocyane«, die für die rote und blaue Farbe der Beeren verantwortlich sind, scheinen eine positive Wirkung auf die Gesundheit zu haben, denn sie sind effektive Radikalenfänger und lindern Entzündungsstress. Empfohlene Dosierung: Mehrmals wöchentlich eine Portion Beeren essen oder den entsprechenden Saft trinken.

DUNKLE SCHOKOLADE – KEINE SÜNDE

Die braune Nascherei ist Gesundheit pur und wirkt manchmal wie ein Medikament, denn Gerbstoffe und pflanzliche Inhaltsstoffe (Polyphenole) sind nicht nur für den bitteren Geschmack der dunklen Schokolade verantwortlich, sondern sie schützen den Körper vor Radikalen und Entzündungen. Schon in niedriger Konzentration blockieren Schokoladen-Inhaltsstoffe das Enzym Cyclooxigenase, das Arachidonsäure in gefährliche Entzündungsstoffe umwandelt.

Empfehlenswert ist aber nur dunkle Schokolade mit mindestens 70 % Kakaogehalt. Je dunkler, desto höher ist auch der Anteil an schützenden Gerbstoffen und Polyphenolen. Schweizer Forscher konnten jetzt nachweisen, dass die Polyphenole aus der Schokolade im Magen nicht abgebaut werden, sondern ins Blut gelangen, wo sie ihre schützende Wirkung entfalten können. Aktuelle Untersuchungen zeigen, dass nach dem Genuss von dunkler Schokolade im Blut der Gehalt an Schutzstoffen (Antioxidantien) deutlich ansteigt.

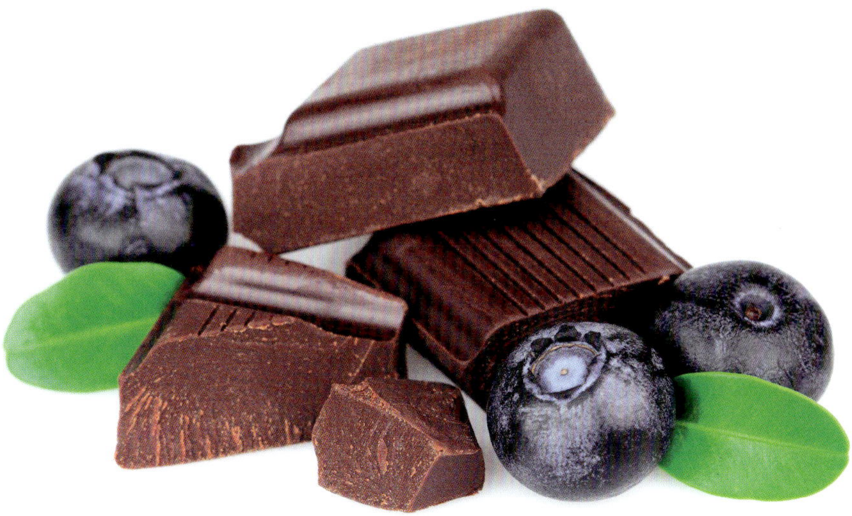

Eine Tasse Schokolade enthält mehr Antioxidantien als Rotwein – allerdings nur, wenn sie mit Wasser zubereitet wird. Milch hebt die Schutzwirkung nämlich auf, denn sie bindet die Polyphenole. Gesundheitsförderlich wirkt deshalb nur dunkle Schokolade mit hohem Kakaoanteil oder »Azteken-Kakao«: Die Indianer Mittelamerikas tranken »Xocoatl« (würziges Wasser) ohne Milch und Zucker, dafür mit Pfeffer und Vanille gewürzt. Um von der Heilkraft der Schokolade profitieren zu können, sollte sie aber wohldosiert wie ein Medikament und nicht wie ein Nahrungsmittel genossen werden, denn neben den schützenden Inhaltsstoffen enthält sie auch eine nicht unerhebliche Menge Fett.
Empfohlene Dosierung: täglich ein kleines Stück.

TEE – GRÜN SCHLÄGT SCHWARZ

Grüner Tee (ebenso wie schwarzer) ist ein hervorragender Radikalenfänger und hat nachweislich auch eine entzündungshemmende Wirkung. Untersuchungen an Mäusen zeigten – ebenso wie Beobachtungen an Menschen –, dass regelmäßiger Genuss von grünem Tee auch vor Hautkrebs und Hautalterung schützen kann. Die wichtigsten Inhaltsstoffe des Tees sind sogenannte Polyphenole, die sowohl freie Radikale unschädlich machen als auch Tumorzellen vernichten können. Der Gehalt an diesen wichtigen Schutzstoffen liegt in grünem Tee höher als in schwarzem, denn die Teeblätter werden für den grünen Tee gleich nach der Ernte getrocknet, während beim schwarzen die Blätter fermentiert werden und so wichtige Inhaltsstoffe verlieren.

So wirkt Tee am besten:
Verzichten Sie sowohl bei grünem als auch bei schwarzem Tee auf Milch. Diese blockiert nämlich die Aufnahme wichtiger Inhaltsstoffe (Polyphenole). Kurze Aufgusszeiten sind für Teegenießer interessant. Wenn es aber um die Gesundheit geht, sollte man den Tee länger ziehen lassen, denn nur dann gelangen die Tee-Polyphenole aus den Teeblättern auch in die Tasse. Nach fünf Minuten sind bereits 84 Prozent der Wirkstoffe extrahiert, nach 10 Minuten mehr als 95 Prozent.

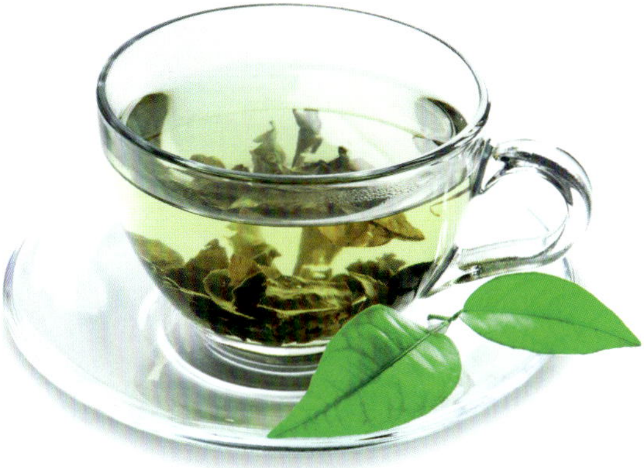

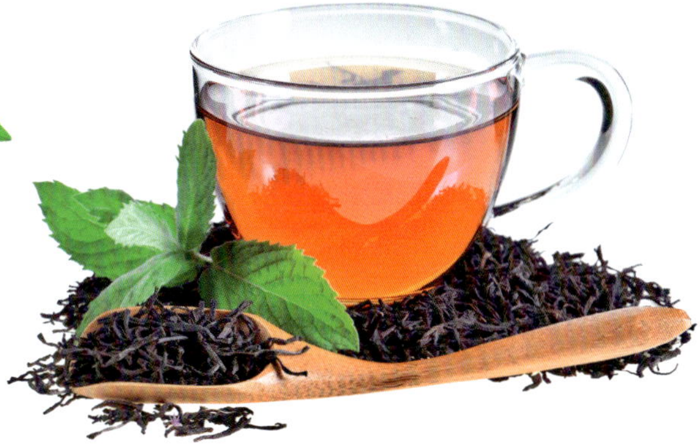

Empfohlene Dosierung: Um Entzündungen und Hautalterung vorzubeugen, reichen täglich vier Tassen (0,4 l) kräftigen Grüntees, als Heilmittel sollten es aber besser fünf bis zehn Tassen (0,5 bis 1 l) sein. Auf diese Mengen beziehen sich zumindest die meisten Studien.

PARANÜSSE – BESSER ALS SELENTABLETTEN

Das Spurenelement Selen ist unerlässlicher Bestandteil antioxidativer Enzyme, die freie Radikale vernichten und somit Entzündungen unter Kontrolle bringen können. Doch Selen ist in Mitteleuropa häufig Mangelware. Greifen Sie deshalb öfter mal zu Paranüssen. Bereits eine Handvoll deckt den Tagesbedarf an Selen, der etwa 100 µg beträgt. Paranüsse zählen nämlich zu den selenreichsten Nahrungsmitteln. Auch der Chromanteil liegt recht hoch. Chrom ist vor allem für zuckerkranke Menschen wichtig, denn das Spurenelement unterstützt das blutzuckersenkende Hormon Insulin bei seiner Arbeit und kann so den Blutzuckerspiegel günstig beeinflussen.

Empfohlene Dosis: täglich mindestens 5 Paranüsse.

FISCH – JE FETTER, DESTO BESSER

Fisch, vor allem fetter, liefert wertvolle Omega-3-Fettsäuren, die im Körper in entzündungshemmende Botenstoffe umgewandelt werden und zusätzlich die Bildung von Entzündungsstoffen blockieren.
Empfohlene Dosis: Pro Woche mindestens zwei Portionen fetten Fisch verzehren.

LEINÖL UND LEINSAMEN – PFLANZLICHER ENTZÜNDUNGSBLOCKER

Leinsamen und Leinöl haben von allen Nahrungsmitteln den höchsten Gehalt an Alpha-Linolensäure, einer besonders wertvollen pflanzlichen Omega-3-Fettsäure. Der menschliche Organismus kann Alpha-Linolensäure nicht selber bilden, weshalb er auf eine regelmäßige Zufuhr dieser Fettsäure durch die Nahrung angewiesen ist. Leider verändern sich die Inhaltsstoffe in Leinöl bei Kontakt mit Sauerstoff schnell und das wertvolle Öl büßt dadurch einen Teil seines entzündungshemmenden Effektes ein. Je bitterer das Leinöl, desto stärker haben diese Veränderungen bereits stattgefunden. Deshalb sollte man Leinöl nur in kleinen Mengen kaufen und möglichst rasch aufbrauchen oder auf Alpha-Linolensäure-Kapseln zurückgreifen.
Empfohlene Dosierung: täglich 1–2 Esslöffel Leinöl.

MIT DER ERNÄHRUNG ZUCKERSCHÄDEN VERHINDERN

Das Krümelmonster aus der Sesamstraße durfte früher so viele Kekse in sich hineinstopfen, wie es wollte. Doch damit ist seit 2005 Schluss. Das blaue Monster musste sich in den nachfolgenden Staffeln der Serie gesünder ernähren und mehr Obst und Gemüse essen, damit die amerikanischen Kinder von ihrem übermäßigen Zucker- und Kohlenhydratkonsum abgehalten werden. Ob sich das inzwischen auch auf seine Falten ausgewirkt hat, lässt sich unter dem dichten blauen Plüschfell wahrscheinlich nicht überprüfen.

Tatsache ist jedoch, dass sich zu viele Süßigkeiten nicht nur auf die Hüften schlagen, sondern auch dem gesamten Organismus schaden. In den letzten Jahren hat sich herausgestellt, dass das beim Verzehr von zuckerhaltigen Nahrungsmitteln ausgeschüttete Hormon Insulin nicht nur für Übergewicht verantwortlich ist, sondern auch eine Vielzahl anderer Erkrankungen von den »gefährlichen Brüdern« Zucker und Insulin begünstigt wird. Inzwischen weiß man, dass chronisch erhöhte Insulinspiegel, wie sie durch den häufigen Verzehr von Süßigkeiten, Weißbrot oder Kuchen verursacht werden, auch Entzündungen triggern und für zahlreiche Zivilisationskrankheiten verantwortlich sind. Aber auch Zucker selber setzt dem Körper zu, denn er beschädigt kollagene Fasern, die nicht nur in der Haut für Straffheit sorgen, sondern auch wichtige Bestandteile unserer Blutgefäße und zahlreicher Organe sind.

Welche Auswirkungen eine zucker- und kohlenhydratreiche Ernährung hat, zeigte sich auch bei der Auswertung einer Langzeitstudie der renommierten Harvard-Universität. Im Rahmen dieser Erhebung wurden seit 1976 Lebensstil und Ernährungsweise von 84000 Krankenschwestern analysiert. Dabei interessierten sich die Wissenschaftler zunächst besonders für Faktoren, die das Risiko für Herz-Kreislauf-Erkrankungen erhöhen. Als die Ergebnisse im Jahre 2000 veröffentlicht wurden, war die Fachwelt überrascht: Die bisher für gesund gehaltenen Kohlenhydrate stellten sich als eine Hauptursache für Zivilisationskrankheiten wie Herzinfarkt, Schlaganfall und Arterienverkalkung dar.

Jedes Bonbon steht uns ins Gesicht geschrieben

Auch die vorzeitige Hautalterung konnte als Folge eines überhöhten Zuckerkonsums identifiziert werden. Doch wie viel schneller altert die Haut der Süßigkeiten-Liebhaber? Dieser Frage ging das Team um Diana van Heemst von der niederländischen Universität Leiden nach. 569 Freiwillige wurden nach ihrem Blutzuckerspiegel in drei Gruppen (niedriger, mittlerer und hoher Blutzuckerspiegel nach dem Essen) unterteilt. Außerdem wurden noch 33 Testpersonen mit aufgenommen, die unter Zuckerkrankheit litten und deren Blutzuckerspiegel deutlich höher lagen. Nun baten die Wissenschaftler 60 unabhängige Begutachter darum, die Fotos der Testpersonen zu betrachten und deren Alter zu schätzen. Unabhängig davon, ob sie Raucher oder Nichtraucher, Sonnenanbeter oder eher blass waren: Menschen mit hohen Blutzuckerwerten wurden immer älter geschätzt, als sie wirklich waren. Am größten war der Unterschied zwischen den Teilnehmern mit den niedrigen Zuckerwerten im Blut und den Zuckerkranken. Letztere wurden fast zwei Jahre älter geschätzt. Aber selbst bei den Gesunden ließ sich der Appetit auf Süßes im Gesicht ablesen. Die Gruppe mit den höchsten, aber immer noch im Normalbereich liegenden Blutzuckerspiegeln wirkte ein Jahr älter, als es ihrem wahren Alter entsprach. Bei allen Empfehlungen sollten Sie das Thema Hautalterung jedoch nicht so verbissen angehen wie die Pop-Queen Madonna, die in der amerikanischen Fernsehshow von Larry King meinte: »Ein Marmeladentoast ist für mich eine Ausschweifung.« Der Genuss sollte niemals auf der Strecke bleiben.

Zucker macht Falten

Bei der Verwertung von Zucker ist unser Organismus noch auf dem Stand der Steinzeit. Während unsere Vorfahren nur geringe Mengen langsam verwertbarer Kohlenhydrate (Zuckerverbindungen) mit niedrigem »glykämischen Index« (siehe auch Tabelle Seite 53) aus Rinden, Blättern und Beeren zu sich nahmen, stehen bei uns fast täglich zuckerhaltige, schnell verdauliche Nahrungsmittel wie Kuchen, Weißmehlprodukte oder Süßigkeiten auf dem Speiseplan. Ernähren Sie sich wie ein Durchschnittsbürger? In diesem Fall essen Sie pro Jahr mehr als 34 kg Zucker. Das sind pro Monat immerhin fast drei Kilo »Faltenbildner«.

Die kleinen Zuckermengen in der Nahrung unserer Vorfahren konnten mit geringen Insulindosen verarbeitet werden. Heute muss die Bauchspeicheldrüse pausenlos Insulin zur Blutzuckersenkung ausschütten, um den Zucker aus dem Blut in die Zellen zu befördern. Beide, Zucker und das blutzuckersenkende Hormon, treten in der Regel gemeinsam auf – und beide hinterlassen Spuren! Tatsache ist, dass die im Blut vorhandenen Zuckermoleküle die Gewebe vieler Organe schädigen und regelrecht »verkleben« können. Inzwischen wurde festgestellt, dass Zucker (Glukose) vor allem Schäden an bestimmten Fasern des Bindegewebes, den sogenannten kollagenen Fasern, verursacht. Kollagenfasern sind wichtig für eine straffe, elastische und jugendliche Haut. Wird das Bindegewebe durch einen zu hohen Zuckerkonsum angegriffen, kommt es zu Falten, die Haut verliert ihr jugendliches Aussehen.

Zunächst ist der Zusammenhang zwischen einer wenig elastischen Haut und dem Verzehr von Kohlenhydraten schwer zu verstehen, aber stellen Sie sich doch mal eine Schüssel mit Glasmurmeln vor. Die Glaskugeln rollen leicht durch kleine Bewegungen in alle Richtungen. Nun schütten Sie ein Glas Honig hinzu. Sofort werden die Bewegungen zäher, schwieriger und langsamer. Ähnliches geschieht auch mit der Haut unter dem Einfluss von Zucker: Die leicht überlappenden Kollagenfasern bewegen sich in jugendlicher Haut noch mühelos in alle Richtungen, gleiten ineinander und wieder voneinander weg. Wenn wir zum Beispiel die Stirn runzeln, entsteht eine Falte, die bei jungen Menschen sofort wieder verschwindet. Je älter wir werden, desto starrer und unelastischer werden auch die Fasern, die unsere Haut straffen sollen. Sie gleiten nicht mehr so reibungslos aneinander vorbei.

Manche Fasern verhalten sich wie ausgeleierte Gummibänder, und Falten bilden sich nicht mehr von selbst zurück. Ein hoher Zuckerkonsum beschleunigt die Verklebung der Kollagenfasern. Die Zuckermoleküle reagieren nämlich mit Eiweißen und anderen Molekülen in der Haut und bilden sogenannte »Cross-Links« aus – Querverbindungen zwischen den einzelnen Hautbausteinen. Durch diese Querverbindungen werden die Strukturen härter, unelastischer und brechen oder reißen bei Belastung schneller. Cross-Linking ist zum Beispiel verantwortlich für die Alterung von Gummi. Sicher haben Sie selber schon beobachtet, wie ein ehemals elastischer Gartenschlauch mit den Jahren starr, porös und unflexibel wird. In unserem Organismus sind diese Quervernetzungen für Faltenbildung, aber auch für die Verhärtung von Arterien verantwortlich.

Zwischenmahlzeiten sind schlecht für den Blutzuckerspiegel

Wie schnell der Zucker Schäden hinterlässt, hängt von der Menge Zucker oder Kohlenhydrate ab, die wir gegessen haben, und davon, wie lange unser Blutzuckerspiegel nach einer Mahlzeit erhöht ist. Zunächst ist die Zucker-Eiweiß-Verbindung nämlich instabil und kann wieder rückgängig gemacht werden. Das funktioniert aber nur, wenn der Blutzuckerspiegel nicht in schwindelerregende Höhen gestiegen ist und wenn wir ihm die Möglichkeit geben, nach dem Essen schnell wieder in den normalen Bereich zu sinken.

Ob sich die kollagenen und elastischen Fasern der Haut wieder aus der »Umklammerung« des Zuckers lösen können, hängt von unseren Essgewohnheiten ab. Wenn wir häufig schnell verdauliche Kohlenhydrate aus Kuchen und Süßigkeiten zu uns nehmen, steigt der Blutzuckerspiegel

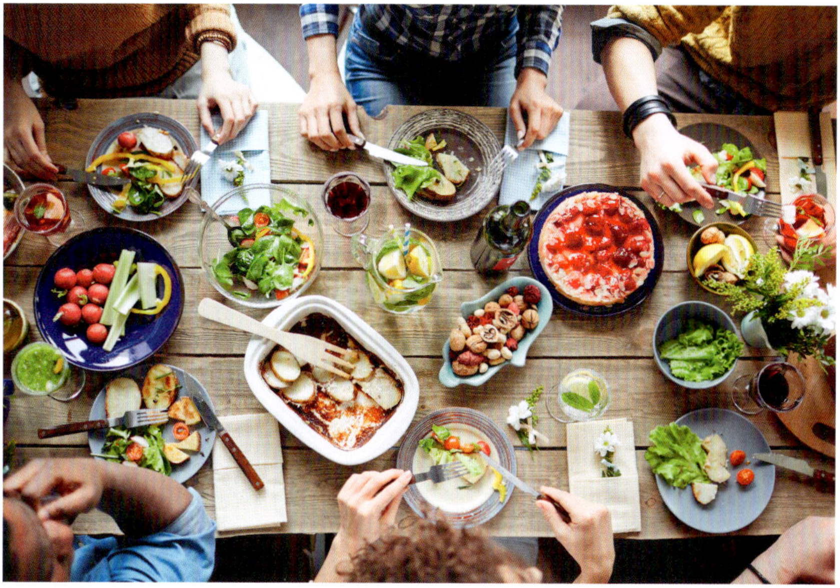

Gemeinsames Essen bekommt Körper und Geist.

höher als nach dem Genuss von Vollkornbrot und Gemüse. Aber der gesunde Körper ist normalerweise in der Lage, auch in diesem Fall den Blutzuckerspiegel innerhalb von zwei Stunden wieder in den sicheren Bereich zu bringen. Nun würde die Chance bestehen, dass sich die Zuckerverbindungen wieder auflösen, denn zunächst ist die Zucker-Kollagen-Verbindung noch reversibel. Wäre da nicht das Croissant, das wir uns als Zwischenmahlzeit mit ins Büro genommen haben oder die Tüte Gummibärchen oder der gezuckerte Joghurt mit Schokostückchen.

Wenn wir mit unserer Ernährungsweise verhindern, dass der Blutzuckerspiegel vorübergehend wieder absinkt, dann wandeln sich in Abhängigkeit von der Höhe des Blutzuckerspiegels und der Dauer des Zuckereinflusses die instabilen Zuckerverbindungen in stabile um. Es entstehen Querverbindungen, die Fasern werden steif und unelastisch. Diese reaktionsfreudigen Zuckerverbindungen sind zu einem großen Teil für die Alterung des Gewebes und der Haut verantwortlich.

Wahrscheinlich verstehen Sie jetzt, worauf wir hinauswollen. Wenn Sie Ihre Haut vor »Verzuckerung« schützen möchten, sollten Sie sich so ernähren, dass der Blutzuckerspiegel nach den Mahlzeiten nur mäßig ansteigt. Dazu sollten Sie bevorzugt Nahrungsmittel mit einem niedrigen glykämischen Index wählen (siehe Tabelle Seite 53). Daneben müssen Sie Ihrem Blutzucker die Chance geben, auf niedrige Werte abzusinken und dort auch für eine Weile zu bleiben. Deshalb sollten Sie dem ständigen Snacken und den häufigen Zwischenmahlzeiten den Kampf ansagen. Auch, wenn es zunächst schwerfällt, sollte Ihr Ziel sein, nur dreimal am Tag zu essen. Der Abstand zwischen den Mahlzeiten sollte mindestens vier Stunden betragen. Das erscheint zunächst lange und fällt – wenn man sich andere Essenszeiten angewöhnt hat – am Anfang auch etwas schwer. Aber das Durchhalten lohnt sich.

VERSTECKTE ZUCKER FINDEN

Die Lebensmittelindustrie ist clever. Da die Verbraucher inzwischen wissen, dass Zucker im Übermaß sehr viele negative Auswirkungen haben kann, findet man in den seltensten Fällen noch den Begriff »Zucker« in der Zutatenliste. Doch auch hinter anderen Begriffen verbergen sich Zuckerarten:
Dextrin, Dextrose, Fructose, Glucose, hoch fructosehaltiger Maissirup, Invertzucker, Maissüße, Maltodextrin, Maltose, Malzsirup, Rübenzucker, Sacharose, Sucrose und andere.

Die Insulingefahr

Lassen Sie uns noch einmal einen intensiveren Blick auf das blutzuckersenkende Hormon Insulin werfen. Dieses eigentlich lebenswichtige Hormon kann, wenn es aufgrund unseres Lebensstils zu oft ausgeschüttet werden muss, eine Entzündungskaskade in den Zellen in Gang setzen. In einem Test erhielten gesunde Personen so lange Zucker- und Insulin-Infusionen, bis ihre Insulinspiegel im Blut so hoch waren wie bei übergewichtigen Menschen mit Zuckerkrankheit. Dadurch stiegen auch verschiedene Entzündungswerte im gesamten Organismus, sogar in der Gehirnflüssigkeit an.

Wer sich lange eine jugendliche Haut und eine gute Figur erhalten möchte, sollte deshalb sowohl den Blutzucker- als auch den Insulinspiegel möglichst in Schach halten. Dieser Meinung sind verschiedene Wissenschaftler, so auch der amerikanische Arzt Victor Archer, Abteilung für Präventiv- und Familienmedizin an der Universität von Utah in Salt Lake City. Er vertritt die Ansicht, dass ein niedriger Blutzucker- und Insulinspiegel auch bei uns Menschen die Phase der Jugend verlängert. Eine deutliche Einschränkung des Zuckerkonsums sowie ein Verzicht auf Nahrungsmittel mit einem hohen glykämischen Index (siehe Tabelle Seite 53) können seiner Meinung nach die meisten Alterskrankheiten verhindern und das Auftreten von Alterserscheinungen verzögern.

Glyx-Gefühle auf dem Teller

Wenn Sie sich schön essen möchten, sollten Sie deshalb vor allem Nahrungsmittel mit einem niedrigen glykämischen Index wählen. Nahrungsmittel mit einem Glyx-Index unter 60 bewahren Ihre Haut vor dem Verzuckern. Bitte beachten Sie, dass auch die Zubereitung bzw. der Reifegrad von Obst, Gemüse und anderen Nahrungsmitteln den glykämischen Index beeinflussen. So haben rohe Karotten einen glykämischen Index von 30, gekocht von 56. Bei Bananen steigt der GI mit zunehmendem Reifungsgrad. Bissfest gekochte Nudeln aus Hartweizengrieß haben einen günstigen GI von 40, je weicher die Pasta aber gekocht wird, desto höher liegt auch der glykämische Index.

DER GLYKÄMISCHE INDEX

Der glykämische Index (Glyx, GI) beschreibt, wie rasch der Zucker aus dem Darm in die Blutbahn gelangt. Je schneller der Zucker ins Blut gelangt, desto höher ist der glykämische Index des Nahrungsmittels.

Natürlich müssen Sie nicht völlig auf süße Genüsse verzichten, aber Sie sollten häufiger Nahrungsmittel mit einem niedrigen oder mittleren glykämischen Index auf den Tisch bringen und solche mit einem hohen nur in Maßen verzehren. Der glykämische Index gibt an, wie schnell die Kohlenhydrate im Körper in Zucker umgewandelt werden und wie stark sie unseren Blutzuckerspiegel ansteigen lassen. Eine Tabelle mit ausgewählten Nahrungsmitteln und deren glykämischem Index finden Sie rechts.

Wenn Sie ab und zu gerne Süßes essen, sollten Sie das am besten zum Frühstück tun. Zum einen wirkt sich ein süßes Frühstück günstig auf den Appetit während des Tages aus und hilft dadurch beim Abnehmen. Zum anderen kann der Blutzuckerspiegel durch die Aktivitäten in Beruf und Haushalt rasch wieder sinken. Das tut der Haut gut.

Zwischen den Mahlzeiten sollte der Blutzuckerspiegel Gelegenheit haben, wieder auf Normalwerte zu fallen. Dann kann sich die Zucker-Eiweiß-Verbindung wieder lösen, und die Kollagenfasern werden aus ihrem »Zuckerkorsett« befreit. Verzichten Sie deshalb auf ständige Zwischenmahlzeiten und verteilen Sie Ihre Tageskalorien auf drei statt fünf Mahlzeiten – der Haut zuliebe! Interessanterweise hat man auch festgestellt, dass bei drei Mahlzeiten täglich – entgegen der weit verbreiteten Meinung – über den Tag weniger Kalorien aufgenommen werden als bei fünf.

Wenn Sie wissen möchten, ob Ihr Blutzuckerspiegel im Normbereich liegt, können Sie in der Apotheke bzw. bei Ihrem Arzt eine Blutzuckermessung durchführen lassen. Dazu sollten Sie einmal nüchtern sein und einmal den Blutzuckerspiegel etwa eine Stunde nach einer Mahlzeit überprüfen lassen. Die Bestimmung geht schnell und kostet nur wenig.

Glykämischer Index ausgewählter Nahrungsmittel

Nahrungsmittel mit niedrigem G-Index (bis 50)		**Nahrungsmittel mit mittlerem G-Index (51–60)**		**Nahrungsmittel mit hohem G-Index (über 60)**	
Zwiebeln	10	Pumpernickel	51	Rote Bete	64
Knoblauch	10	Süßkartoffeln	51	Honigmelone	65
Tomaten	11	Kiwis	53	Graubrot	65
Auberginen	11	Bananen (reif)	54	Rosinen	65
Brokkoli	13	Buchweizen	54	Ananas	66
Erdnüsse	13	Haferflocken	55	Schokoriegel	68
Avocado	14	Mais	55	Reis (weiß)	71
Zucchini	14	Vollkornreis	55	Wassermelone	71
Gurke	15	Konfitüre	55	Mais	71
Gemüsesäfte	15	Mango	56	Weizenbrot hell	71
Sojabohnen	18	Kartoffel (gek.)	56	Hirse	71
Erdnüsse	21	Karotten (gek.)	56	Brötchen	73
Cashewnüsse	22	Wildreis	57	Kürbis	75
Bitterschokolade	22	Papaya	58	Pommes frites	75
Kirschen	22	Kakao	58	Maischips	75
Grapefruit	24	Weizenkeime	59	Mehl (Typ 405)	86
Gerste	25			Bratkartoffeln	95
Milch (3,5 % Fett)	27			Traubenzucker	100
Linsen	29			Getr. Datteln	103
Bohnen	29			Bier	110
Karotten (roh)	30			Sandkuchen	110

Glykämischer Index ausgewählter Nahrungsmittel					
Nahrungsmittel mit niedrigem G-Index (bis 50)		**Nahrungsmittel mit mittlerem G-Index (51–60)**		**Nahrungsmittel mit hohem G-Index (über 60)**	
Sojamilch	31			Maltose (Malzzucker)	145
Grüne Bohnen	31				
Getr. Aprikosen	33				
Getr. Feigen	33				
Birnen	37				
Aprikosen	37				
Äpfel	38				
Tomatensuppe	38				
Pflaumen	39				
Nudeln (al dente)	40				
Vollkornbrot	40				
Tomatensaft	40				
Gepresste Säfte (zuckerfrei)	40				
Pfirsiche	42				
Müsli (zuckerfrei)	43				
Orangen	44				
Trauben	45				

DAS SKIN-FOOD-ERNÄHRUNGSPROGRAMM FÜR SCHÖNE HAUT

Hauternährung auf den Punkt gebracht

Gutes Aussehen und gutes Essen gehören zusammen. Bei Skin-Food geht es nicht darum, weniger zu essen, sondern mehr. Mehr von den Nahrungsmitteln, die der Haut guttun, sie mit wichtigen Nährstoffen versorgen und antientzündlich wirken. Diese haben Sie gerade kennengelernt. Unsere Nahrungsmittel lassen sich nämlich ganz grob in drei Gruppen unterteilen. Die einen enthalten entzündungshemmende Substanzen und Schutzstoffe in größeren Mengen. Sie wirken deshalb – bei regelmäßigem Verzehr – hautverjüngend und können Alterserscheinungen verzögern. Die anderen Nahrungsmittel hingegen enthalten deutlich mehr entzündungsfördernde Substanzen und beschleunigen – wenn wir sie zu häufig essen – die Faltenbildung. Zur dritten Gruppe zählen »neutrale« Lebensmittel, die sich weder positiv noch negativ auf das Hautbild auswirken.

Schätzungen zufolge enthält unsere typische westliche Ernährung heute eine mindestens 30-mal höhere Dosis an pro-inflammatorischen (entzündungsfördernden) Stoffen als noch vor 100 Jahren. Eine Ernährungsumstellung auf entzündungshemmende Nahrungsmittel ist deshalb jedem anzuraten.

Das Skin-Food-Basisprogramm

Die folgenden Ernährungsempfehlungen helfen Ihnen, Ihre Haut langfristig schön und gesund zu erhalten. Außerdem finden Sie weiter unten noch individuelle Empfehlungen, die Sie zum Beispiel bei Hauterkrankungen oder lichtempfindlicher Haut zusätzlich zum Basisprogramm beherzigen sollten. Die Ernährung nach dem Basisprogramm reduziert Entzündungen, versorgt die Haut und den ganzen Organismus mit den richtigen Fettsäuren, ausreichend Eiweiß und den richtigen Kohlenhydraten sowie reichlich Schutzstoffen.

1. ESSEN SIE DIE RICHTIGEN FETTE

- Verzehren Sie täglich nicht mehr als 200 mg Arachidonsäure bzw. pro Woche nicht mehr als 1,4 g Arachidonsäure. Eine Liste mit Angaben zum Arachidonsäuregehalt von Nahrungsmitteln finden Sie auf den Seiten 35 und 36.
- Essen Sie zweimal wöchentlich fetten Fisch oder – wenn Sie keinen Fisch mögen – nehmen Sie täglich 1,5 Gramm Fischöl als Nahrungsergänzung ein. Wenn Sie den Bedarf an Omega-3-Fettsäuren über Nahrungsergänzung decken, benötigen Sie zusätzlich 100 mg Vitamin E täglich. Eine Liste mit Angaben zum Omega-3-Fettsäuregehalt in Nahrungsmitteln finden Sie auf Seite 36. Achtung: Omega-3-Fettsäuren haben eine blutverdünnende Wirkung. Wenn Sie Medikamente zur Blutverdünnung einnehmen (Aspirin®, Marcumar® o. Ä.), sollten Sie mit Ihrem Arzt sprechen, bevor Sie Fischölkapseln zur Nahrungsergänzung einsetzen.
- Verwenden Sie regelmäßig Omega-3-Fettsäure-haltige Öle. Eine Liste mit Omega-3-Fettsäure-haltigen Ölen finden Sie auf Seite 37.
- Meiden Sie nach Möglichkeit Omega-6-Fettsäure-haltige Öle sowie daraus hergestellte Produkte (z.B. Margarine) bzw. reduzieren Sie deren Verbrauch. Eine Liste mit Omega-6-Fettsäure-haltigen Ölen finden Sie auf Seite 37.

2. WÄHLEN SIE »LANGSAME« ZUCKER

Auf Ihrem Speiseplan sollten überwiegend Nahrungsmittel mit einem glykämischen Index von 60 oder darunter stehen. Wenn Sie die Liste nicht zur Hand haben, dann setzen Sie auf Vollkorn. Achten Sie auch auf versteckten Zucker in Lebensmitteln. Dieser kann sich hinter verschiedenen

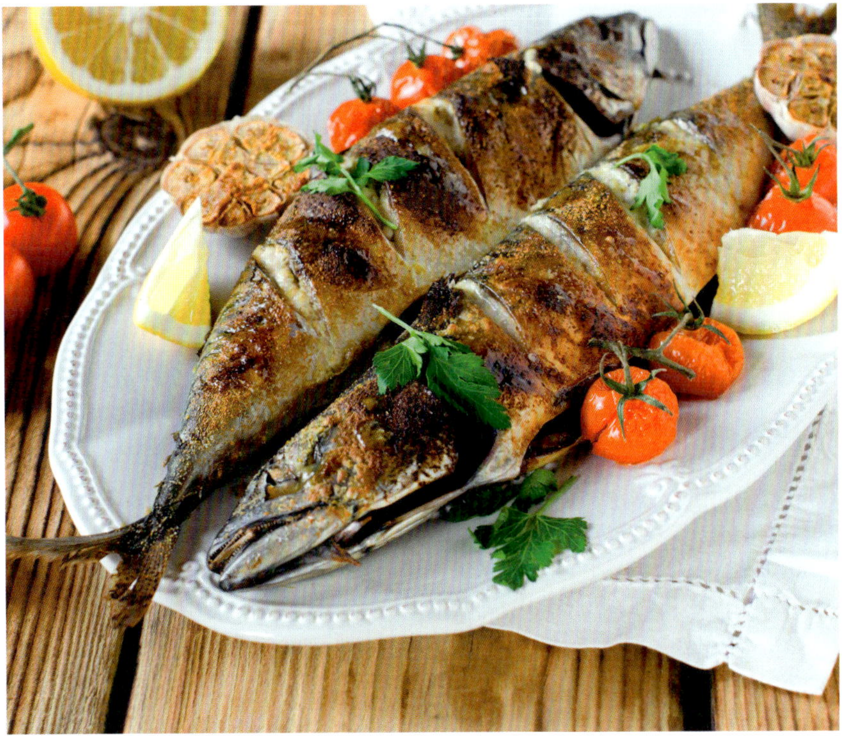

Fisch liefert wertvolle Omega-3-Fettsäuren.

Begriffen in der Zutatenliste verbergen. Wie die Lebensmittelindustrie Zucker noch bezeichnet, finden Sie auf Seite 50. Einen Überblick über den glykämischen Index verschiedener Nahrungsmittel finden Sie auf Seite 53.

3. VERBESSERN SIE IHREN SCHUTZSCHILD

Ihre Nahrung sollte einen hohen Anteil Schutzstoffe enthalten. Wie gut ein Nahrungsmittel Sie vor freien Radikalen schützt, können Sie am ORAC-Wert ablesen. Für einen optimalen Schutz benötigen Sie täglich 3500–5000 ORAC-Einheiten. Zwei Drittel sollten dabei aus Obst und Gemüse stammen, den Rest können Sie relativ einfach über Getränke abdecken, wenn Sie auf Beerensäfte, grünen und schwarzen Tee sowie gelegentlich ein Glas Rotwein zurückgreifen. Eine Auflistung der Schutzwerte verschiedener Nahrungsmittel finden Sie in der Tabelle auf den Seiten 24 und 25. Daraus können Sie sich Ihren persönlichen Schutzschild täglich selber zusammenstellen.

4. ACHTEN SIE AUF EINE OPTIMALE EIWEISSZUFUHR

Nehmen Sie pro Kilogramm Körpergewicht täglich etwa ein Gramm Eiweiß zu sich. Der Eiweißbedarf sollte zu zwei Dritteln aus pflanzlichen und höchstens zu einem Drittel aus tierischen Nahrungsmitteln gedeckt werden.

5. TRINKEN SIE REICHLICH

Unser Körper besteht zu einem großen Teil aus Wasser. Besonders an der Haut macht sich ein Flüssigkeitsmangel sehr früh durch Knitterfältchen, Trockenheit und einen Verlust der Spannkraft bemerkbar. Regelmäßiges Trinken hat offensichtlich nicht nur langfristige Effekte auf den Teint, sondern ist auch für eine schnelle Glättung geeignet.

Um sicherzugehen, dass Sie ausreichend Flüssigkeit zu sich nehmen, können Sie ein paar Tricks zur Kontrolle der Flüssigkeitszufuhr anwenden. Stellen Sie jeden Morgen die tägliche Trinkmenge bereit, die am Abend ausgetrunken sein muss. Eine Alternative zum Training besserer Trinkgewohnheiten ist eine Trinkuhr. Dazu stellen Sie einen Wecker auf 60 Minuten ein, bei jedem Klingeln trinken Sie ein Glas (150 bis 200 ml) Wasser oder ein anderes kalorienarmes Getränk. So trinken Sie kontinuierlich jede Stunde eine ausreichende Menge und erreichen am Abend problemlos die angestrebten 1,5 bis zwei Liter Flüssigkeit.

Am besten decken Sie einen großen Teil Ihres Flüssigkeitsbedarfs mit ungesüßtem grünem und schwarzem Tee (beide gibt es auch koffeinfrei), Beerensäften und Wasser. In Deutschland ist die Qualität des Leitungswassers so gut, dass Sie Ihren Flüssigkeitsbedarf damit problemlos decken können.

Wie gut Nahrungsmittel Ihrer Haut tun		
Nahrungsmittel, die Ihrer Haut guttun und sie jung erhalten	**Neutrale Nahrungsmittel**	**Nahrungsmittel, die Ihrer Haut schaden und sie schneller altern lassen**
Fetter Fisch (Makrele, Lachs, Hering, Thunfisch)	Fettarmer Fisch (Forelle, Scholle, Seelachs)	Schweinefleisch, Schweineschmalz
Omega-3-FS-Öle (Lein-, Raps-, Walnussöl)	Olivenöl	Omega-6-FS-Öle (Sonnenblumenkern-, Distel-, Maiskeimöl)
Rapsölmargarine	Butter	Sonnenblumenöl-margarine
Nüsse	Vollkornprodukte	Weißmehlprodukte, Kuchen, Süßigkeiten
Wild (Reh, Hirsch, Wildschwein)	Mageres Fleisch und Geflügel	Fettes Fleisch, Wurst, fette Geflügelanteile (Keule)
Obst, Gemüse und ungesüßte Fruchtsäfte mit hohem und mittlerem antioxidativem Schutzwert	Obst, Gemüse und ungesüßte Fruchtsäfte mit niedrigem antioxidativem Schutzwert	Kandierte Früchte, gesüßte Fruchtsäfte und Limonaden
Gewürze wie Curcuma, Zimt, Ingwer, aber auch Salbei und Rosmarin		Kochsalz in größeren Mengen

ERNÄHRUNGS-EMPFEHLUNGEN BEI BESTIMMTEN HAUT-PROBLEMEN

Hautgesundheit essen

Die richtige Ernährung kann Ihnen nicht nur zu einer schönen, gepflegten Haut verhelfen. Auch zahlreiche Hautkrankheiten sprechen auf bestimmte Nahrungsmittel an, weshalb unsere Ernährungsgewohnheiten das Hautbild sowohl verbessern als auch verschlechtern können. Teilweise wurde der Zusammenhang zwischen Hautkrankheiten und bestimmten Nahrungsmitteln inzwischen wissenschaftlich mithilfe von Studien und Untersuchungen überprüft, teilweise beruhen die Empfehlungen aber auch auf Beobachtungen von zahlreichen Betroffenen. Wenn Sie selber unter dem einen oder anderen Hautproblem leiden, sollten Sie die nachfolgenden Tipps und Hinweise durchaus einmal ausprobieren. Deutliche Erfolge stellen sich meist erst nach vier bis acht Wochen ein – Sie müssen also etwas Geduld mitbringen.

Sonnenschutz zum Essen – die richtige Ernährung bei Sonnenallergie und Lichtempfindlichkeit

LICHTSCHUTZFAKTOR AUF DEM TELLER

Meistens unterschätzen wir die Kraft der Sonne im Alltag. Während wir uns am Strand und im Schwimmbad noch gewissenhaft mit Sonnenschutzmitteln eincremen, setzen wir uns häufig ungeschützt ins Straßencafé und vergessen den Sonnenschutz vor dem Sport oder beim Grillfest.

Aber auch hier entfaltet die Sonne ihre ganze Kraft und ritzt Fältchen in die unbedeckte Haut. Bei ungenügendem Schutz summieren sich die täglichen Sonnenschäden und beschleunigen die Hautalterung.
Wie einfach wäre es doch da, wenn wir morgens zum Frühstück eine Pille schlucken und so die Haut den ganzen Tag von Kopf bis Fuß vor Sonnenschäden bewahren könnten. Bis man ein solches Präparat in der Apotheke kaufen kann, dauert es sicher noch einige Zeit. Doch es gibt bereits die Sonnencreme zum Einnehmen. Warum gehen Sie nicht einfach mal in die Küche und schauen nach, ob Sie diesen Sonnenschutz vielleicht gerade aus dem Supermarkt mitgebracht haben. Tomaten und Tomatenmark, Möhren, Karottensaft, Wassermelone, grüner Tee und Olivenöl können die Widerstandskraft der Haut gegen Sonnenallergie, Sonnenbrand und Faltenbildung erhöhen und sogar einen messbaren Lichtschutzfaktor aufbauen – vorausgesetzt, sie werden regelmäßig verzehrt.

TOMATENMARK STATT SONNENCREME?

Wer gerne Pizza oder Pasta isst, hat zukünftig noch einen guten Grund, italienisches Essen zu genießen. Gerichte mit Tomatenmark sind ein hervorragender Sonnenschutz – so das Ergebnis einer Studie des Instituts für Physiologische Chemie der Düsseldorfer Heine-Universität. Mit der Untersuchung konnte erstmals wissenschaftlich nachgewiesen werden, dass mit »gängigen Lebensmitteln aus dem Supermarkt« ein Hautschutzeffekt erzielt werden kann, erklären die Leiter der Untersuchung, Wilhelm Stahl und Helmut Sies. Die Studienteilnehmer mussten mehrere Wochen lang täglich etwa 40 g Tomatenmark verspeisen. Ob als Brotaufstrich, Pastasoße oder in der Suppe blieb ihnen überlassen. Verglichen mit der Kontrollgruppe, die sich ganz normal ernähren konnte, hatte die Haut der »Tomatengruppe« nach zehn Wochen einen Sonnenschutzfaktor von 2 bis 3 aufgebaut. Natürlich macht diese Ernährung nicht die Anwendung einer Sonnencreme vor einem Sonnenbad überflüssig – allerdings lässt sich so ein »Grundschutz« für die gesamte Haut erzielen. Immerhin hält ein Lichtschutzfaktor 2 die Hälfte der Sonnenstrahlen ab, bei einem Lichtschutzfaktor 4 werden 75 Prozent der UV-Strahlen herausgefiltert.

Bereits ein niedriger UV-Schutz zwischen 2 und 4, wie man ihn beispielsweise auch durch die Ernährung erreichen kann, ist in der Lage, einen beträchtlichen Teil der UV-Strahlung herauszufiltern.

LSF	UVB-Absorption in %
2	50
4	75
8	87,5
15	93,3
20	95
30	96,7

KENNEN SIE IHREN LICHTTYP?

Wir alle haben schon die Erfahrung gemacht, dass nicht jeder die Sonne gleich gut verträgt. Wie viel Licht im Einzelfall guttut und wann es zu viel ist, hängt vor allem vom Lichttyp ab. Die Haut kann eine bestimmte Zeit der Sonne ausgesetzt sein, ohne dass es zu Entzündungen und Sonnenbrand kommt. Die Dauer dieser Eigenschutzzeit ist von der Stärke der Sonnenstrahlen, aber auch vom individuellen Pigmentierungstyp abhängig. Entsprechend ihrer Pigmentierung und damit der Eigenschutzzeit der Haut werden die Menschen in mehrere Lichttypen eingeteilt. In Europa herrscht in Bezug auf Sonnenlicht eine Vier-Klassen-Gesellschaft.

Je heller die Haut ist, desto empfindlicher reagiert sie auch auf Entzündungsstress. Das liegt an der unterschiedlichen Zusammensetzung der Hautpigmente (Melanin), denn trotz der vielen Hautfarben gibt es nur zwei Arten von Melanin: Eumelanin und Phäomelanin. Menschen mit heller Haut und roten oder blonden Haaren produzieren überwiegend rötliches Phäomelanin, während dunkelhäutige Menschen über mehr Eumelanin verfügen. Menschen mit viel Phäomelanin sind lichtempfindlicher und anfälliger für Entzündungsstress, denn diese Hautpigmente absorbieren das Licht schlechter als Eumelanin.

Amerikanische Wissenschaftler haben darüber hinaus festgestellt, dass das Hautpigment von Hellhäutigen nicht nur ungenügend die hautschädlichen freien Radikale abfängt, sondern bei Bestrahlung sogar selber schädliche Sauerstoffradikale produziert. Die Folge: chronische Entzündungen und vorzeitige Hautalterung (zu freien Radikalen siehe Seite 18ff). Vor allem Menschen, deren Haut sehr viel Phäomelanin enthält (Lichttyp 1 und 2) müssen mit der Ernährung eine Extraportion Schutzstoffe zuführen. Eumelanin ist hingegen ein wirkungsvoller Radikalenfänger und schützt mit einer gleichmäßigen Pigmentdecke die Hautzellen besser vor UV-Strahlen.

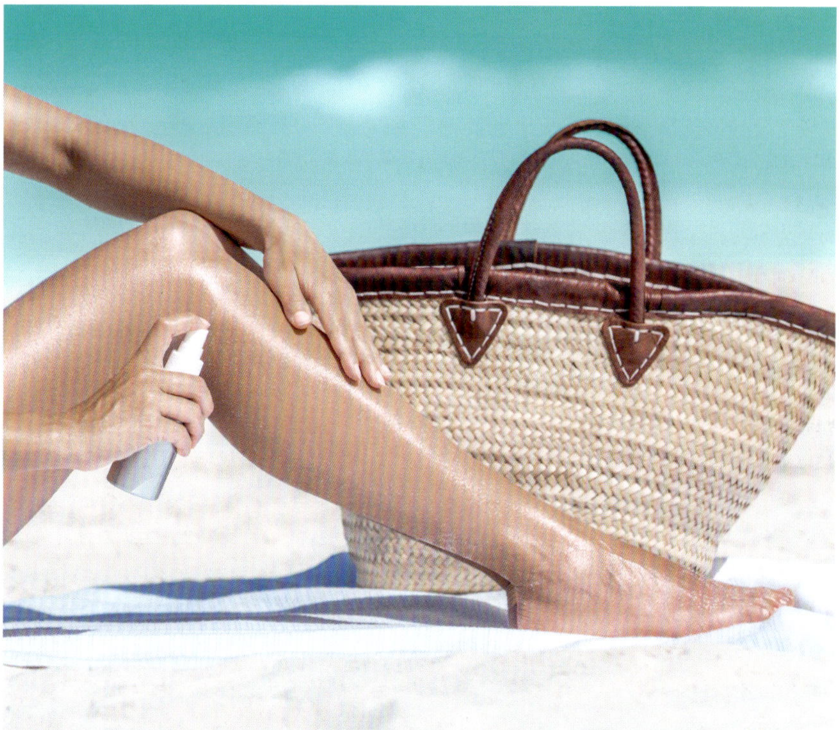

Gemüse auf dem Teller und Sonnencreme auf der Haut sorgen für einen optimalen Sonnenschutz.

Bestimmen Sie Ihren Lichttyp

1. Meine Haut ist

a) sehr hell mit vielen Sommersprossen	1 Punkt
b) hell, aber keine oder wenige Sommersprossen	2 Punkte
c) im Winter hell bis hellbraun, bräunt im Sommer schnell	3 Punkte
d) auch im Winter nicht ganz hell, im Sommer olivfarben oder braun	4 Punkte

2. Meine Augenfarbe ist

a) hellblau	1 Punkt
b) hellgrau	1 Punkt
c) grün	2 Punkte
d) blau	2 Punkte
e) grau	2 Punkte
f) hellbraun	3 Punkte
g) dunkelbraun	4 Punkte

3. Meine natürliche Haarfarbe ist

a) rötlich oder hellblond	1 Punkt
b) blond	2 Punkte
c) hellbraun	3 Punkte
d) dunkelbraun oder schwarz	4 Punkte

4. Einen Sonnenbrand bekomme ich

a) fast immer und schon nach kurzem Sonnenbad	1 Punkt
b) häufig, vor allem dann, wenn meine Haut noch nicht an die Sonne gewöhnt ist	2 Punkte
c) eher selten	3 Punkte
d) eigentlich nie	4 Punkte

5. Im Sommer werde ich

a) eigentlich nicht braun, selbst wenn ich oft in der Sonne bin — 1 Punkt

b) nach einer Gewöhnungszeit und einigen Sonnenbädern leicht braun — 2 Punkte

c) nach wenigen Sonnenbädern zunehmend braun — 3 Punkte

d) sehr schnell und deutlich braun — 4 Punkte

6. Die Bräune nach dem Urlaub hält

a) nur wenige Tage an. Wenn ich zu Hause bin, ist die Haut meist schon wieder blass — 1 Punkt

b) ein bis zwei Wochen, dann werde ich schon wieder blasser — 2 Punkte

c) recht lange, wenn ich einmal braun bin, behalte ich die Bräune auch über den Sommer — 3 Punkte

d) sehr lange an. Eigentlich bin ich das ganze Jahr über etwas braun — 4 Punkte

7. Wenn ich ins Solarium gehe,

a) werde ich dadurch fast nicht braun — 1 Punkt

b) benötige ich mehrere »Bräunungseinheiten«, damit ich etwas Farbe bekomme — 2 Punkte

c) bekomme ich schon nach wenigen Besuchen eine deutliche Bräune — 3 Punkte

d) komme ich bereits nach einem Besuch deutlich gebräunt aus dem Solarium — 4 Punkte

Bitte addieren Sie die sich aus den einzelnen Fragen ergebenden Punkte. Die Auswertung finden Sie auf den folgenden Seiten.

TESTAUSWERTUNG:

7–12 Punkte, Lichttyp 1

Charakteristik

Ihre Haut ist eine »Rarität«, denn der Lichttyp 1 ist in Mitteleuropa selten. Nur etwa zwei Prozent der Menschen werden ihm zugerechnet. Typisch für den »keltischen« oder »irischen« Lichttyp sind im Sommer wie im Winter eine »vornehme Blässe«, rötliche oder hellblonde Haare, hellblaue, grüne oder hellgraue Augen und viele Sommersprossen. Ihre Haut bräunt fast nie, und nach jedem ungeschützten Sonnenbad ist die Haut erst rot, dann aber wieder weiß. Die Eigenschutzzeit der Haut beträgt nur vier bis zehn Minuten, die Alterungsschutzzeit sogar nur drei bis acht Minuten. Im Sommer sollten Sie nie das Haus ohne Sonnencreme verlassen.

Vorzüge des Lichttyps 1

Ihre Haut ist, vor allem wenn sie vom Hauttyp eher normal bis trocken ist, wie ein Kaschmirpullover – wunderschön, fein und zart, aber leider auch sehr empfindlich und pflegeintensiv.

Probleme des Lichttyps 1

Auf diese Haut müssen Sie besonders gut aufpassen, denn das Schutzsystem des Lichttyps 1 ist schlecht ausgebildet. Dieser Hauttyp benötigt einen besonderen Schutz, damit chronische Entzündungen und Sonnenlicht nicht schon sehr früh Schäden anrichten. Die Pigmentzellen des Lichttyps 1 produzieren nur sehr wenig Hautfarbstoff (Melanin). Da dieses Pigment, das normalerweise die Sonnenstrahlen absorbiert, weitgehend fehlt, ist die Haut nur schlecht vor UV-Strahlen geschützt. Das Risiko für Falten und vorzeitige Hautalterung ist – wenn Sie nicht auf Sonnenschutz und eine schutzstoffreiche Ernährung achten – bei diesem Hauttyp am höchsten. Auch Altersflecken treten verstärkt im mittleren Lebensalter auf. Oft geht helle Haut auch mit einer erhöhten Empfindlichkeit einher und reagiert nicht selten auf Gewürze, heiße Speisen und Alkohol – aber auch auf Umwelteinflüsse und Kosmetikinhaltsstoffe – irritiert bis gereizt. Durch die oft sehr dünne Haut sieht man häufig erweiterte Äderchen.

VORSICHT: REIZBARE HAUT!

Weiblich, rothaarig oder blond, blauäugig und hellhäutig – wenn es um empfindliche Haut geht, ist das nicht unbedingt die Beschreibung der Traumfrau, sondern für manche Betroffene eher ein Albtraum, denn besonders hellhäutige Menschen mit Lichttyp 1 und 2 leiden besonders häufig auch unter sensibler Haut. Verschiedene Untersuchungen konnten inzwischen bestätigen, dass Menschen, die besonders lichtempfindlich sind, gleichzeitig sensibler auf andere Irritationen der Haut reagieren. Bei diesen können auch scharfe Gewürze, koffeinhaltige Getränke und Alkohol die Haut reizen. Kaffee, Chili oder Sekt regen die Durchblutung stark an und können bei sensibler Gesichtshaut Rötung und Juckreiz verstärken.

13–18 Punkte, Lichttyp 2

Charakteristik

Sie entsprechen – wie etwa zwölf Prozent der Mitteleuropäer – dem Lichttyp 2, dem »germanischen Typ«. Die meisten Menschen mit Lichttyp 2 haben hell- bis mittelblondes Haar und blaue oder grüne Augen. Sie sind zwar nicht ganz so empfindlich und hellhäutig wie der irische Hauttyp, werden aber auch im Sommer nicht extrem braun und bekommen häufig einen Sonnenbrand. Die Eigenschutzzeit der Haut beträgt nur zehn bis 20 Minuten. Vorgänge, die die Hautalterung beschleunigen, setzen bereits nach acht bis 15 Minuten ein.

Vorzüge des Lichttyps 2

Ihre Haut ist nicht ganz so empfindlich und blass wie die des Lichttyps 1, dennoch erscheint sie in jungen Jahren meist als sehr zart und ebenmäßig.

Probleme des Lichttyps 2

Auch dieser nordische Hauttyp ist nicht für ausgedehnte Sonnenbäder, lange Strandaufenthalte oder Südseeurlaube geschaffen. Aufgrund der nur mäßig aktiven Pigmentbildung besteht eine erhöhte Empfindlichkeit gegenüber Entzündungs- und Sonnenstress. Ohne eine regelmäßige Zufuhr hoch dosierter Schutzstoffe, eine entzündungshemmende Ernährung und ausreichend Sonnenschutz zeigt diese Haut schon Anfang 30 erste Ermüdungserscheinungen und weist häufig bereits Mitte 30 deutliche Fältchen und Linien auf.

LICHTTYP 1 UND 2 – AUGEN-BLICK MAL!

Bei Hellhäutigen besitzen die Augen ebenso wenig Pigment wie die Haut. Deshalb faszinieren Menschen mit Lichttyp 1 und 2 oft durch strahlende Augen. Doch die helle Iris lässt auch viel Sonne durch. Bei Menschen mit blauen Augen treffen Tag für Tag hundertmal mehr schädliche Lichtstrahlen auf den sogenannten »gelben Fleck« (Macula) im Auge als bei Personen mit braunen Augen. Der »gelbe Fleck« ist der Ort des scharfen Sehens. Wird er im Laufe des Lebens durch eine Überdosis Licht und einen Mangel an Schutzstoffen geschädigt, kann das zu Augenschäden und Trübung der Augenlinse führen. Menschen mit Lichttyp 1 und 2 sollten deshalb nicht nur die Haut, sondern auch die Augen vor UV-Licht schützen. Neben einer guten Sonnenbrille ist hierzu eine Extraportion Schutzstoffe von innen notwendig. Zum Schutz der Augen sind vor allem Lutein und Zexanthin wichtig, die in Spinat, Rucola, Lauch und Brokkoli enthalten sind.

19–22 Punkte, Lichttyp 3

Charakteristik

Etwa 78 Prozent der Menschen in Mitteleuropa weisen Lichttyp 3 auf und zählen somit zu den dunkelhäutigen Europäern. Typisch sind dunkelblonde bis braune Haare und graue oder hellbraune Augen. Sie bekommen selten einen Sonnenbrand und bräunen gut. Die Eigenschutzzeit beträgt 20–35 Minuten, der natürliche Alterungsschutz bewahrt Ihre ungeschützte Haut etwa 15 bis 25 Minuten vor Schäden.

Vorzüge des Lichttyps 3
Erste deutliche Falten und Linien treten bei Ihnen meist erst um das vierzigste Lebensjahr auf, denn Ihre Haut ist relativ gut vor Entzündungsstress geschützt und auch ziemlich lichtunempfindlich.

Probleme des Lichttyps 3
Dieser meist recht unkomplizierte Lichttyp verleitet oft zu einem leichtsinnigen Umgang mit der Sonne – und dann sind Hautschäden und Falten auch bei dieser unempfindlichen Haut nicht zu vermeiden. Die Neigung zu unregelmäßigen Pigmentablagerungen (Pigmentflecken) ist erhöht. Deshalb Vorsicht mit der Anwendung von Parfümen und ätherischen Ölen in der Sonne. Auch während der Schwangerschaft oder bei der Einnahme von Hormonpräparaten treten häufiger Pigmentflecken auf. Zudem neigt die Haut dieses Lichttyps dazu, großporiger zu sein.

23–28 Punkte, Lichttyp 4
Charakteristik
Mit acht Prozent ist der Lichttyp 4 in Mitteleuropa eher selten. Menschen mit diesem mediterranen Hauttyp werden im Sommer immer schnell braun und sind im Winter nie wirklich blass. Einen Sonnenbrand kennen sie meistens nur vom Hörensagen. Typisch sind dunkelbraune oder schwarze Haare und dunkle Augen. Die Eigenschutzzeit der Haut beträgt 40 Minuten und mehr, die Hautalterung setzt erst nach einem etwa 25-minütigen ungeschützten Aufenthalt in der Sonne ein.

Vorzüge des Lichttyps 4
Da wichtige Hautstrukturen durch eine dicke »Pigmentdecke« geschützt werden, altert der mediterrane Lichttyp nur langsam, wenn er es mit dem Sonnenbaden nicht übertreibt. Da die Oberhaut meist dicker ist als bei den anderen Lichttypen, ist die mediterrane Haut relativ unempfindlich gegenüber unterschiedlichen Umwelteinflüssen. Auch »Inflammaging« spielt bei diesem Lichttyp nur eine untergeordnete Rolle.

Probleme des Lichttyps 4

Ihre Haut reagiert auf verschiedene Reize wie Sonnenlicht, aber auch Verletzungen oder Entzündungen mit einer raschen und starken Bildung dunklen Hautpigments. Deshalb können bei diesem Lichttyp ausgeprägte und unregelmäßige Pigmentflecken zu einem Problem werden. Entzündungen durch Akne oder Schuppenflechte, Wunden oder Verbrennungen führen oft zu lang anhaltenden, dunkelbraunen Verfärbungen. Frauen entwickeln während Schwangerschaften, durch die Einnahme von Hormonpräparaten und Pille oder auch scheinbar ohne ersichtlichen Grund oft großflächige Pigmentflecken an Stirn, Schläfen und an der Oberlippe. Dunklere Haut ist meist gleichzeitig auch fettiger. Beides schützt zwar vor Falten, dafür haben Menschen mit diesem Lichttyp häufig Probleme mit Hautunreinheiten und großporiger Haut. Zudem neigen Menschen dieses Hauttyps häufiger zur Bildung wulstiger Narben.

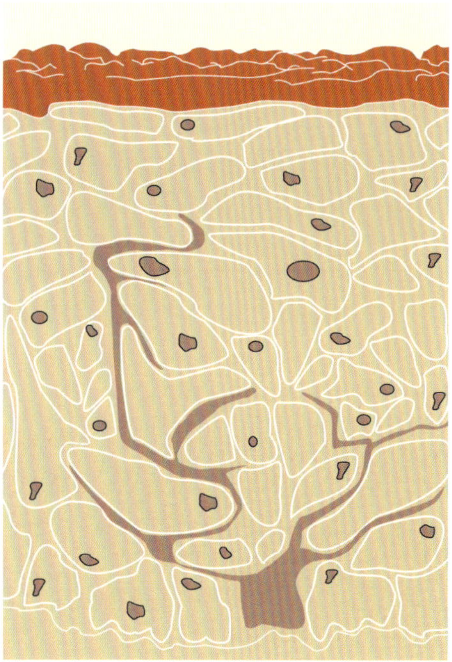

Wie Bräune entsteht: Die Melanozyten in der Keimschicht produzieren das dunkle Pigment Melanin. Je mehr es das Hautgewebe durchzieht, desto dunkler die Farbe und desto besser der natürliche Sonnenschutz.

Übersicht Lichttypen

	Charakteristik	**Eigenschutzzeit**	**Natürlicher Alterungsschutz**	**Täglicher Lichtschutzfaktor (LSF) Sommer/ Winter**
Lichttyp 1	Sehr blasse Haut, rothaarig, sommersprossig	4 bis 10 Minuten	2 bis 8 Minuten	LSF 15–20/ LSF 10
Lichttyp 2	Helle Haut, blond, blaue, graue oder grüne Augen	10 bis 20 Minuten	8 bis 15 Minuten	LSF 15/LSF 10
Lichttyp 3	Hellbraune Haut, dunkelblonde oder braune Haare, braune Augen, keine Sommersprossen	20 bis 35 Minuten	15 bis 25 Minuten	LSF 10/LSF 0
Lichttyp 4	Dunkle Haut, braune oder schwarze Haare, dunkle Augen	40 Minuten und mehr	25 Minuten und mehr	LSF 6/LSF 0

WAS WIR IHNEN RATEN

Sonnenlicht ist ein wichtiger »Alterungsbeschleuniger«. Mit Nahrungsmitteln lässt sich ein Grundschutz gegen UV-Strahlen aufbauen. Zusätzlich sollte aber täglich eine Creme mit Lichtschutzfaktor angewendet werden. Die Höhe des notwendigen Lichtschutzfaktors ist vom individuellen Lichttyp abhängig.

WAS WIR IHNEN RATEN

Bei Neigung zu Sonnenallergie kann auch der regelmäßige Verzehr probiotischer Produkte (Joghurt, Joghurtdrinks) oder probiotischer Nahrungsergänzung (z.B. Madena Darmkur) dazu beitragen, die Haut vor den juckenden Papeln zu schützen. Probiotika sind Produkte mit lebenden Mikroorganismen, die wichtig sind für die Abwehrkräfte und das Bakteriengleichgewicht im Darm.

LYCOPIN LÄSST TOMATEN ERRÖTEN

Verantwortlich für die Schutzwirkung ist vor allem das Tomatenpigment Lycopin. Dieses ist für die rote Farbe des Gemüses verantwortlich und gehört zur Gruppe der sogenannten Karotinoide. Lycopin schützt die Haut wahrscheinlich auf zweifache Weise vor Sonnenallergie, Sonnenbrand und Hautalterung. Zum einen lagert sich der Tomatenfarbstoff in die Haut ein und schützt so – ähnlich wie ein Sonnenschirm – die Hautzellen vor UV-Strahlen. Außerdem fängt Lycopin freie Radikale ab, die bei Sonnenbestrahlung in der Haut entstehen und für Sonnenbrand und Faltenbildung mitverantwortlich sind.

TOMATENSOSSE IST BESSER ALS TOMATENSALAT

Die besten Lycopinlieferanten sind Wassermelone, Pink Grapefruit, Tomaten und Tomatenprodukte. Einen besonders hohen Lycopingehalt haben Obst und Gemüse, die im Freien gewachsen sind und viel Sonne tanken konnten. Hoch konzentriert ist der Schutzstoff in Tomatenmark, Tomatensoße, Tomatensaft und sogar in Ketchup enthalten.

Das Tomatenmark, das in der Untersuchung verwendet wurde, enthielt rund 40 mg Lycopin pro 100 g. Das entspricht bei der in der Studie verwendeten Menge von 40 g Tomatenmark einer täglichen Aufnahme von 16 mg Lycopin. Wer Tomatenmark nicht mag, kann den gleichen Schutz auch mit 200 ml Tomatensaft, einer Portion Tomatensoße, einem Teller Tomatensuppe oder etwa 350 g Wassermelone erreichen. Wichtig ist, die Tomatenprodukte vor allem im Sommer regelmäßig zu verzehren, denn nach etwa zweiwöchiger Abstinenz geht der Schutz wieder verloren.

Lycopingehalte verschiedener Obst- und Gemüsesorten in mg/100 g	
Obst-/Gemüsesorte	**Lycopin in mg/100 g**
Wassermelone	5 mg
Tomaten	4–5 mg
Pink Grapefruit	1,5 mg
Persimmon	0,16 mg
Aprikose	0,05 mg
Tomatenprodukte	Lycopin in mg/100 g
Konzentriertes Tomatenmark	40 bis 60 mg
Tomatenpaste	30 mg
Ketchup	17 mg
Tomatensoße	16 mg
Dosentomaten	10 mg
Tomatensaft	9 mg

Bereits ein niedriger UV-Schutz zwischen 2 und 4, wie man ihn beispielsweise auch durch die Ernährung erreichen kann, ist in der Lage, einen beträchtlichen Teil der UV-Strahlung herauszufiltern.

SONNENSCHUTZ-REZEPT: TOMATENSUPPE

(für 2 Personen)

500 g geschälte Tomaten (aus der Dose), 1 Zwiebel, 2 EL Rapsöl, 2 Knoblauchzehen, 100 ml Wasser, Salz und Pfeffer, 30 g frisch geriebener Parmesankäse, 1 Stängel Basilikum

Zwiebeln klein schneiden, im Öl glasig dünsten.

Tomaten mit kochendem Wasser überbrühen, häuten, in Würfel schneiden. Wenn Sie Dosentomaten verwenden, geht es noch schneller, dann müssen Sie nur die Dose öffnen.

Tomaten zu den Zwiebeln geben.
Knoblauchzehen mit der Knoblauchpresse dazupressen. Etwa 15 Minuten köcheln lassen.
Wasser hinzugeben, aufkochen lassen und mit Salz und Pfeffer abschmecken.
Alles mit dem Pürierstab oder dem Mixer pürieren.
Mit geriebenem Parmesan und Basilikumblättern bestreuen.
Skin-Faktor: Lycopin-Booster! Tomaten sind Hauptlieferanten des Altersschutzstoffs Lycopin. Dieser rote Tomatenfarbstoff schützt vor freien Radikalen, bremst die Hautalterung und baut einen Schutz vor schädlichen UV-Strahlen auf. Eine Portion dieser Tomatensuppe enthält etwa 25 mg Lycopin – bereits mit einer täglichen Aufnahme von 16 mg Tomatenfarbstoff lässt sich ein wirkungsvoller Lichtschutz aufbauen. Lycopin kann aus gekochten und zerkleinerten Tomaten von unserem Körper viel besser aufgenommen werden als aus frischen Tomaten. Gekochte Tomaten enthalten doppelt so viel Lycopin wie die gleiche Menge frischer (roher) Tomaten.

Variationen:
1. Scharfe Tomatensuppe: Braten Sie mit der Zwiebel zusammen eine scharfe Peperonischote sowie eine kleine Paprikaschote an. Geben Sie, je nach Geschmack, noch eine Knoblauchzehe hinzu und schmecken Sie die Suppe am Ende eventuell mit Chilipulver ab.
2. Gazpacho – die scharfe, kühle Alternative für heiße Sommerabende: Scharfe Tomatensuppe zubereiten, kalt stellen und vor dem Servieren ein bis zwei Eiswürfel auf jeden Teller geben.
3. Cremige Suppe: Ziehen Sie 50 ml Sojasahne unter die fertige Suppe.

MÖHRENFARBSTOFF FÜR EINEN SCHÖNEN TEINT

Nicht nur Lycopin, sondern auch die Vitaminvorstufe Betacarotin, die in Karotten, roter Bete und dunklem Blattgemüse enthalten ist und im Körper in Vitamin A umgewandelt wird, schützt die Haut vor Sonnenschäden. Wissenschaftliche Studien, die zu derartigen Erkenntnissen führen, können für alle Beteiligten in der Tat ein großer Spaß sein: Die Versuchspersonen und Studienleiter der Berlin-Eilath-Studie wurden sicher von vielen

beneidet, denn wer kann schon behaupten, dass er sich im Dienst der Wissenschaft in den Liegestuhl legen muss?
20 junge Frauen kamen in den Genuss, sich 13 Tage am Strand des Roten Meeres in Eilath, Israel, zu sonnen. Zuvor hatte eine Gruppe bereits 10 Wochen lang täglich 30 mg Betacarotin eingenommen, die anderen Frauen erhielten ein wirkungsloses Placebo. Am Strand cremten sich alle Teilnehmerinnen (die Lichttypen waren in beiden Gruppen gleich verteilt) dann noch mit einer Sonnencreme ein. Doch bei denen, die bereits vor dem »Sonnenurlaub« und auch während des zweiwöchigen Aufenthaltes den Karottenfarbstoff Betacarotin erhalten hatten, rötete sich die Haut unter der intensiven Sonneneinstrahlung am Roten Meer weniger als in der Placebo-Gruppe. Die Studienleiter schließen daraus, dass betacarotinreiche Nahrung bzw. Nahrungsergänzung vor und während eines Sonnenaufenthaltes in Kombination mit Sonnenschutzprodukten die Haut besser vor Sonnenbrand und Lichtschäden schützt als die alleinige Anwendung von Sonnencreme.

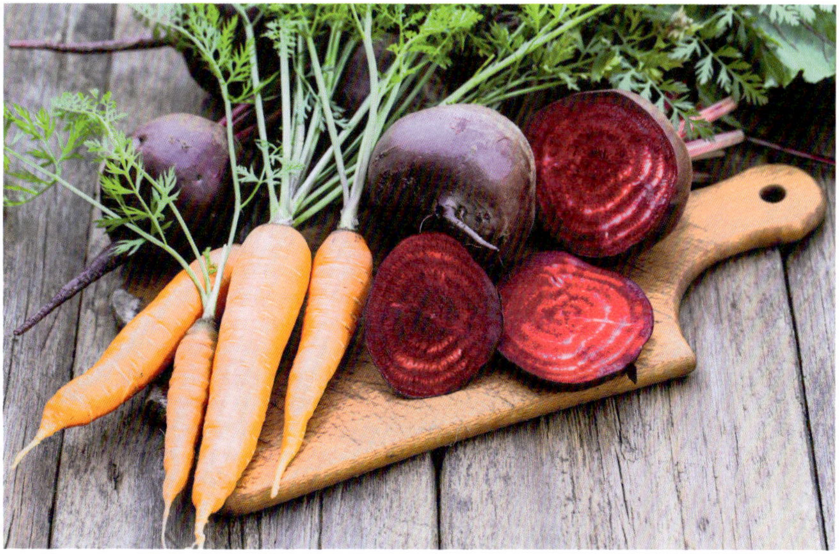

In Möhren und Roter Bete ist viel Betacarotin. Es sorgt für eine schöne Haut.

Was muss ich nun essen, um 10 mg Betacarotin zu mir zu nehmen? Diese Menge ist enthalten in einer mittelgroßen Karotte oder einer kleinen Süßkartoffel oder 100 ml Karottensaft oder 2 mittelgroßen roten Paprika oder 200 g Spinat oder 12 Aprikosen.

Wichtig: Das Betacarotin sollte mit Nahrungsmitteln und nicht als Nahrungsergänzung zugeführt werden. Zwar hat man in der Dermatologie in den vergangenen Jahren bei Hauterkrankungen, die zu lichtempfindlicher Haut führen, gute Erfolge mit diesem Vitamin erzielt, denn Betacarotin ist in der Lage, das Ausmaß der Lichtschäden zu vermindern. Doch eine dauerhafte hoch dosierte Einnahme ist auch mit erheblichen Nebenwirkungen verbunden.

Nahrungsmittel	Betacarotingehalt je 100 g
Pfefferminze	11 mg
Petersilie	8 mg
Karotten	6 mg
Spinat	5 mg
Rote Bete	5 mg
Grünkohl	5 mg
Kresse	3 mg
Brokkoli gekocht	2,5 mg
Endiviensalat	2 mg

BESSER GEKOCHT ALS ROH

Forscher der Cornell University in Ithaca haben festgestellt, dass durch besonders langes Kochen der Tomaten mehr Lycopine freigesetzt werden als beim kurzen Dünsten. Durch das Erhitzen werden die Zellhüllen aufgebrochen und damit das Lycopin freigesetzt. Bei der Untersuchung wurden Tomaten bei 88 °C zwei, 15 und 30 Minuten gekocht. Dabei sank zwar der Vitamin-C-Gehalt, der Lycopingehalt stieg aber um 54 Prozent bzw. 164 Prozent. Ähnlich wie Tomaten sollte man auch Möhren öfters gekocht oder zerkleinert verzehren, denn dann versorgen sie den Organismus besser mit dem wichtigen Betacarotin. Durch die harten Zellwände der rohen Möhren kann der Körper das darin enthaltene Betacarotin kaum aufnehmen. Erst das Kochen bricht die Zellmembranen auf. Karotten enthalten besonders viel Betacarotin, das sich in den oberen Hautschichten einlagert und so der Haut eine frische bräunliche Farbe verleiht. Außerdem ist Betacarotin ein sehr aktiver Radikalenfänger und schützt die Haut vor zellschädigenden Substanzen wie den freien Radikalen. Wer vom Vitamingehalt der Karotten profitieren möchte, muss die Möhren übrigens immer mit etwas Fett verzehren. Denn erst Butter, Öl oder Sahne geben dem Körper die Möglichkeit, die fettlöslichen Vitamine aufzunehmen.

Achtung: Wenn Sie das essen, besteht erhöhte Sonnenbrandgefahr!

Einige Nahrungsmittel, Nahrungszusatzstoffe und pflanzliche Arzneimittel stehen im Verdacht, die Lichtempfindlichkeit zu erhöhen. Besonders für Menschen mit Lichttyp 1 und 2 ist das problematisch, denn bei regelmäßigem und hoch dosiertem Verzehr wird die Haut noch anfälliger für Schäden durch UV-Licht. Hellhäutige Menschen sollten diese Nahrungsmittel im Sommer daher nicht in größeren Mengen verzehren. In kleineren bis normalen Mengen stellen die meisten Nahrungsmittel allerdings kein Problem dar. Sogar bei äußerlichem Hautkontakt, wie zum Beispiel beim Zubereiten der Speisen, kann es zu einer örtlich begrenzten Lichtempfindlichkeit kommen. Durch gründliches Händewaschen lassen sich in diesen Fällen allerdings die dafür verantwortlichen Substanzen abwaschen.

Nahrungsmittel, die nach Genuss oder Hautkontakt die Lichtempfindlichkeit erhöhen können, sind:

- Zitrusfrüchte
- Feigen
- Sellerie

- Fenchel
- Kümmel
- Kerbel
- Koriander
- Süßstoffe (Cyclamate)
- Johanniskrautpräparate

IHRE URLAUBSVORBEREITUNG AUS DEM GEMÜSEGARTEN

Wer bereits im Frühling beginnt, regelmäßig etwa 20 mg Betacarotin und etwa 15 mg Lycopin aufzunehmen, kann die Gefahr eines Sonnenbrandes, einer Sonnenallergie und von Hautschäden im Sommer verringern. Ein bis zwei Möhren, ein Glas Möhrensaft oder eine große Portion Spinat decken den täglichen Betacarotinbedarf. Netter Nebeneffekt des Möhrenkonsums: Nach einigen Wochen schimmert die Haut leicht bräunlich. Mit Lycopin ist man ausreichend versorgt, wenn man täglich ein Glas Tomatensaft trinkt, ein Brot mit einem Esslöffel Tomatenmark bestreicht oder einen Teller Nudeln mit Tomatensoße verzehrt.

Achtung: Die Vitamine bieten einen zusätzlichen Schutz, ersetzen aber bei einem langen Aufenthalt in der Sonne und bei starker Sonnenintensität nicht die Sonnencreme. Lassen Sie die Finger von sogenannten »Bräunungstabletten«, die ausschließlich Betacarotin enthalten. Diese haben sich in der Vergangenheit mehrfach als gesundheitsschädlich erwiesen. Und: Schwangere sollten nicht mehr als zwei Gläser Karottensaft täglich trinken.

Basislichtschutz von der Gemüsetheke

Vor allem im Frühjahr und Sommer benötigen Sie einen guten Basislichtschutz aus der Nahrung. Dieser Basisschutz bietet einige Vorteile gegenüber dem reinen Eincremen:

- Er wirkt lückenlos von Kopf bis Fuß. Das ist bei Sonnencreme nicht der Fall. Untersuchungen haben gezeigt, dass selbst bei gründlichem Auftragen immer »Schutzlücken« durch ungleichmäßige Verteilung der Sonnenmilch bleiben.

- Er ist absolut wasser- und wischfest. Schweiß und Wasser lösen Sonnencreme ebenso ab wie das Abtrocknen nach dem Baden. Auch die Hände sind meistens schlecht geschützt, da wir nach dem Händewaschen den Lichtschutz nicht ständig erneuern.
- Er wirkt auch, wenn wir uns in der Mittagspause mal kurz in den Park setzen, aber leider morgens keine Sonnencreme aufgetragen haben.

Häufig bessert sich bei konsequenter und rechtzeitiger Anwendung auch die Neigung zu Sonnenallergie, unter der gerade hellhäutige Menschen häufig leiden. Sie benötigen zum Aufbau eines Lichtschutzes mit dem Faktor drei bis vier täglich etwa 20 mg Betacarotin (Karottenfarbstoff) und etwa 15 mg Lycopin (Tomatenfarbstoff) aus der Nahrung. Am besten ist es, die benötigte Menge über Säfte, Obst und Gemüse aufzunehmen.

Den Pickeln keine Chance geben – die richtige Ernährung bei Neigung zu Akne, Pusteln und unreiner Haut

KITAVAN KENNEN KEINE HAUTUNREINHEITEN

Akne ist eine der häufigsten Hautkrankheiten. Im Westen leiden 79 bis 95 Prozent aller Jugendlichen darunter. Oft bleibt die Neigung zu Pickeln auch noch bis weit ins Erwachsenenalter hinein bestehen. Schweregrad und Dauer der Akne werden unter anderem bestimmt durch Hormone, die Talgproduktion, die Verhornung der sogenannten »Talgdrüsenfollikel« und die Besiedelung der Follikel mit Aknebakterien (Propionibacterium acnes). Doch welche Rolle spielt hierbei unsere Ernährung? Hat das, was wir essen, Auswirkungen auf die Haut, oder ist es den Pickeln völlig egal, was auf den Tisch kommt?
In Papua-Neuguinea lebt der Stamm der Kitavan. Forscher konnten bei Jugendlichen und jungen Erwachsenen zwischen 15 und 25 Jahren keinen einzigen Fall von Akne oder Hautunreinheiten feststellen. Das liegt wahrscheinlich daran, dass sich die Menschen dort vor allem von Gemüse,

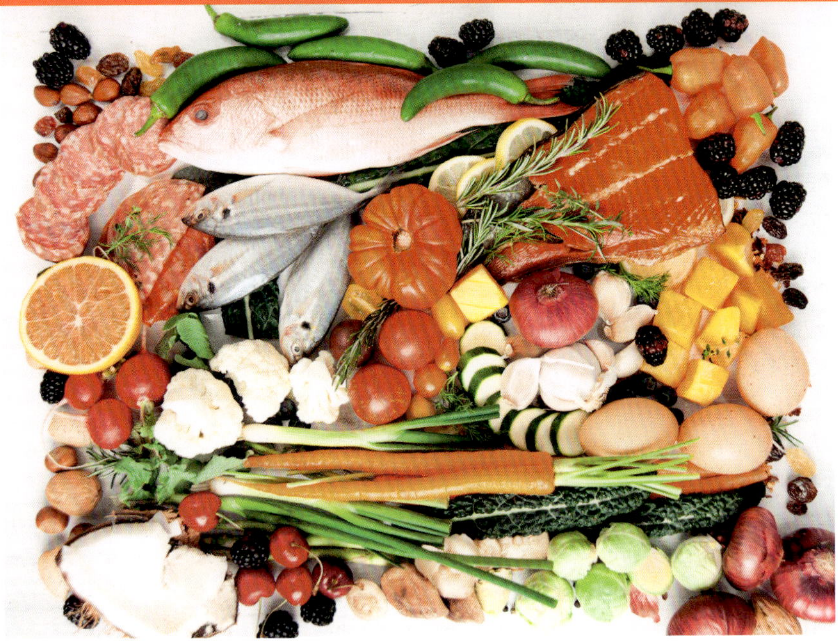

Eine abwechslungsreiche Ernährung ist wichtig für eine gesunde Haut.

Fisch, Früchten, Wurzeln und Kokosnüssen ernähren. Zucker und helles Mehl sind unbekannt, Fleisch steht nur selten auf dem Speiseplan. Pickel treten bei diesen Urvölkern erst auf, wenn Sie beginnen, sich so zu ernähren wie wir.

DIE ÜBLICHEN VERDÄCHTIGEN: SCHOKOLADE, CHIPS UND WÜRSTCHEN

Natürlich muss man sich nicht gleich ernähren wie die Kitavan-Insulaner. Doch 42 Prozent der befragten Schüler aus Europa gaben in einer Untersuchung an, dass mehr Pickel sprießen, wenn sie bestimmte Nahrungsmittel essen. Schokolade und fette Speisen standen ganz oben auf dieser Liste. Verdächtigt werden immer wieder fette Nahrungsmittel, die sehr viel gesättigte Fettsäuren und Arachidonsäure enthalten wie Schweinefleisch, Wurst, Schweineschmalz oder fetter Käse. Tatsächlich weiß man, dass Arachidonsäure Entzündungen anheizen und so eine Akne zum »Aufblühen« bringen kann.

In anderen Untersuchungen konnte ein Zusammenhang der Hautkrankheit mit bestimmten Nahrungsmitteln jedoch nicht immer so eindeutig nachgewiesen werden. Dennoch berichten viele Betroffene glaubhaft, dass sich der Hautzustand verschlechtert, wenn bestimmte Nahrungsmittel verzehrt werden. Selbst die Experten sind sich da nicht ganz einig. Das Problem scheint zu sein, dass nicht jeder auf die gleichen Nahrungsmittel reagiert und auch eine Verschlechterung erst einige Tage nach dem Verzehr bestimmter Lebensmittel auftreten kann.

MACHT DER MILCHBART PICKEL?

Milch gilt allgemein als ein gesundes Lebensmittel, das nicht nur Teenager mit Eiweiß und dem wichtigen Knochenmineral Kalzium versorgt. Doch eine Untersuchung der renommierten Harvard-Universität in Boston konnte einen Zusammenhang zwischen dem übermäßigen Milchgenuss und der Verschlechterung einer Akne nachweisen. »Seit mehr als 40 Jahren ist die Frage, ob es einen Zusammenhang zwischen Akne und Ernährung gibt, unbeantwortet geblieben«, sagt Dr. Clement A. Adebamowo, einer der Studienautoren. »Ungeachtet der Beobachtungen der Betroffenen hat die Medizin stets behauptet, dass es hier keine Verbindung gäbe.« Die aktuelle Untersuchung belegt allerdings, dass die Aknepatienten mit ihren Beobachtungen gar nicht so falsch lagen. Um herauszufinden, ob der Verzehr von Milch oder Milchprodukten tatsächlich mit einem »Akne-Ausbruch« zusammenhängt, analysierten Adebamowo und sein Team die Ernährungsgewohnheiten von mehr als 47 000 Krankenschwestern, die an der »National Nurse Health Study II« teilnahmen. Die Frauen wurden befragt, wie sie sich als Teenager ernährt haben, vor allem, ob sie regelmäßig Milch und Milchprodukte verzehrt haben und ob sie als Jugendliche unter einer schweren Akne gelitten haben. Das Ergebnis: Wer mehr als drei Portionen Milch oder Milchprodukte täglich zu sich nahm, hatte ein 22 Prozent höheres Risiko verglichen mit den Teenagern, die nur einmal täglich oder seltener Milchprodukte verzehrten. Frauen, die angaben, in ihrer Jugend vor allem Magermilch getrunken zu haben, hatten deutlich häufiger Pickel (44 Prozent öfter) als diejenigen, die Vollmilch oder fettarme Milch bevorzugten. Interessanterweise stieg die Pickelgefahr auch beim täglichen Verzehr von Milchprodukten wie Milchshakes,

Hüttenkäse oder Frischkäse um mehr als 60 Prozent an. Hingegen machte laut der Harvard-Studie der mäßige Verzehr von Schokolade, Süßigkeiten, Limonade, Pommes frites oder Pizza das Gesicht nicht pickeliger.
Vom Milchfett können die Pusteln eigentlich nicht kommen, denn besonders häufig traf es die Magermilch-Fans unter den Teenagern. Die Wissenschaftler vermuten, es könne an den Hormonen liegen (obwohl man nicht weiß, warum in der Magermilch mehr Hormone sein sollen), die in der Milch enthalten sind, denn in der Milch sind – wenn zum Teil auch nur in Spuren – unter anderem Testosteron-Androgen-Vorläufer nachweisbar. Der Einfluss dieser Hormone auf die Akne ist seit Langem bekannt.

ZUCKER LOCKT AKNE

Leicht verdauliche und hoch glykämische Kohlenhydrate lassen den Blutzuckerspiegel in die Höhe schnellen und der Insulinspiegel steigt an. Dadurch beeinflussen diese Nahrungsmittel die Hormonumstellung in der Pubertät und regen die Talgdrüsen dazu an, mehr Hautfett zu bilden. Poren verstopfen und Bakterien gedeihen.

Zu den hoch glykämischen Nahrungsmitteln zählen:

- Kuchen und salzige Snacks (Chips, Flips, Cracker)
- Weißmehlprodukte (Croissants, Baguette, Toast …)
- Süßspeisen (Pudding, Crêpes …)
- Süßigkeiten

Eine zuckerarme Ernährung, die auf komplexen Kohlenhydraten und antientzündlichen Nährstoffen beruht, könnte demnach ein neuer Ansatz zur Behandlung von Pickeln und Hautunreinheiten sein.

HERAUSFINDEN, WAS PICKEL VERURSACHT

Welches Nahrungsmittel nun der Pickelverursacher Nummer eins ist, lässt sich leider nicht immer leicht erkennen, denn die Auslöser können individuell unterschiedlich sein. Sowohl schnell verdauliche Kohlenhydrate als auch Milchprodukte und fetthaltige Nahrungsmittel (Wurst, Käse, Schokolade, Chips …) zählen zu den Verdächtigen.

Bei manchen blüht die Haut, wenn der Stress zu groß wird. Andere stellen fest, dass die Tüte Erdnussflips am Wochenende der Haut nicht guttut oder die täglichen drei Tassen Milchkakao Pickel sprießen lassen. Bei der Suche nach der »Stecknadel im Heuhaufen« kann das Haut- und Ernährungstagebuch helfen. Es lässt sich auch bei anderen Hauterkrankungen wie Neurodermitis oder beim Verdacht auf Nahrungsmittelallergien einsetzen.
Dazu bewerten Sie jeden Tag den Hautzustand mit Schulnoten:
1 = die Haut ist super
6 = heute habe ich sehr viele neue Pickel, Mitesser und Hautunreinheiten (oder bei Allergien und Ekzemen: Juckreiz, Hautrötung, Hauttrockenheit)
Gleichzeitig schreiben Sie auf, was Sie gegessen haben, ob Sie sportlich aktiv waren oder wie schlimm der Stress war.
Wenn Sie wissen möchten, was die Haut verschlechtert hat, sollten Sie die vergangenen drei bis vier Tage anschauen, denn ungefähr so lange dauert es, bis Schokolade, Stress oder andere Ursachen zur sichtbaren Hautverschlechterung führen. Haben Sie verdächtige Auslöser wie Schweinefleisch, Chips etc. identifiziert, sollten diese mindestens 14 Tage, besser sogar vier Wochen, konsequent gemieden werden. Ein bisschen Geduld muss man da schon haben.
Wenn sich dann die Haut entscheidend bessert, sollten Sie langfristig auf besagte Lebensmittel verzichten, denn sonst kommen auch die Hautunreinheiten wieder zurück.

MIKRONÄHRSTOFFE, DIE BEI AKNE HELFEN

Verschiedene Mikronährstoffe können den Verlauf der Akne günstig beeinflussen. So sind bei Aknepatienten häufig die Zinkspiegel deutlich erniedrigt. In zahlreichen Untersuchungen konnte durch die Gabe von Zink in mittleren bis hohen Dosen eine deutliche Reduktion der Entzündung nachgewiesen werden, die mit der Wirkung von Antibiotika vergleichbar ist. Vor allem bei entzündlichen Akneformen ist Zink gut geeignet. Vitamin E und Selen sind ebenfalls zur unterstützenden Behandlung bei Akne sinnvoll, denn sie greifen regulierend in die Bildung der Arachidonsäure und entzündungsfördernder Botenstoffe ein.

Nahrungsmittelempfehlungen bei Akne	
Ungeeignete Nahrungsmittel und Mikronährstoffe bei Akne (diese Nahrungsmittel sollten Sie versuchsweise weglassen und den Hautzustand beobachten)	**Günstige Nahrungsmittel und Mikronährstoffe bei Akne (diese verschlechtern den Hautzustand nicht, können hingegen zur Besserung des Hautbildes beitragen)**
Schweinefleisch	Alle Obst- und Gemüsesorten
Schweineschmalz	Alle Arten von Fisch
Sonnenblumenöl, Distelöl	Rapsöl, Walnussöl, Leinöl
Scharfe, »reife« Käsesorten mit hohem Fettgehalt	Wild
Kuhmilchprodukte in großen Mengen (vor allem fettarme Milch, Hüttenkäse, Frischkäse, Milchshakes)	Kuhmilchfreie Produkte wie Joghurt, Quark oder Milchgetränke aus Soja, Kokosmilch, Hafer oder Mandeln
Schokolade	Vollkornprodukte
Nüsse	
Hefe	
Scharfe Gewürze (Paprika, Chili, Pfeffer)	
Stark zuckerhaltige Nahrungsmittel und Getränke	
Chips und frittierte Speisen	
Nahrungsergänzung	**Nahrungsergänzung**
B-Vitamine	Zink (20 bis 50 mg)
Hefetabletten	Selen (100 bis 200 µg)
Biotin	Vitamin A (5000 IE)
Jodsalz	Vitamin E (400 mg)

WENN »HAUTVITAMINE« DER HAUT SCHADEN

Einige Empfehlungen gegen Akne halten sich hartnäckig, obwohl deren Wirksamkeit keinesfalls belegt ist. So etwa der Rat, zur Verbesserung des Hautzustandes regelmäßig Hefetabletten, B-Vitamine oder Biotin einzunehmen. Im besten Fall bleibt die Einnahme der Präparate ohne Effekt. Häufig kommt es aber zu einer deutlichen Verschlechterung des Hautbildes, denn B-Vitamine, die auch in Hefetabletten enthalten sind, und Biotin bilden die »Nahrung« für die Aknebakterien und regen deren Wachstum oft stark an.

Rosacea – Nahrungsmittel, die den »Fluch der Kelten« anlocken

SCHON FALTEN UND NOCH PICKEL?

Pusteln an Stirn, Wange, Nase und Kinn, erweiterte Äderchen und anfallsartige Rötungen der Gesichtshaut – die Hauterscheinungen erinnern manchmal an Akne, doch die Betroffenen sind meist schon längst aus dem »Pickelalter« heraus. Dahinter verbirgt sich oft eine andere Hautkrankheit, die sogenannte Rosacea. Der Name leitet sich vom lateinischen Wort rosaceus, rosenfarben ab und spielt auf die meist intensive Rötung um Nase, Kinn und Stirn an. Schätzungen zufolge leiden in Mitteleuropa etwa drei Prozent der Bevölkerung unter dieser chronischen Hauterkrankung. Vom »Fluch der Kelten«, »curse of the Celts« spricht man deshalb auch im englischsprachigen Raum, denn die Hautveränderungen treten bevorzugt bei hellhäutigen, »keltischen« Hauttypen mit Sommersprossen, blauen oder grünen Augen und roten oder blonden Haaren (Lichttyp 1 und 2) auf.

Unbehandelt verläuft die Rosacea in mehreren Stadien. Zunächst bemerken die Betroffenen plötzlich auftretende »flush-artige«, also »blitzartige« Gesichtsrötungen, die durch viele äußere Faktoren – auch durch Nahrungsmittel und Getränke – ausgelöst werden können. Zu Beginn der Erkrankung klingen diese »Flushs« nach kurzer Dauer wieder ab. Mit der Zeit bleiben die Rötungen im Nasen- und Wangenbereich aber immer län-

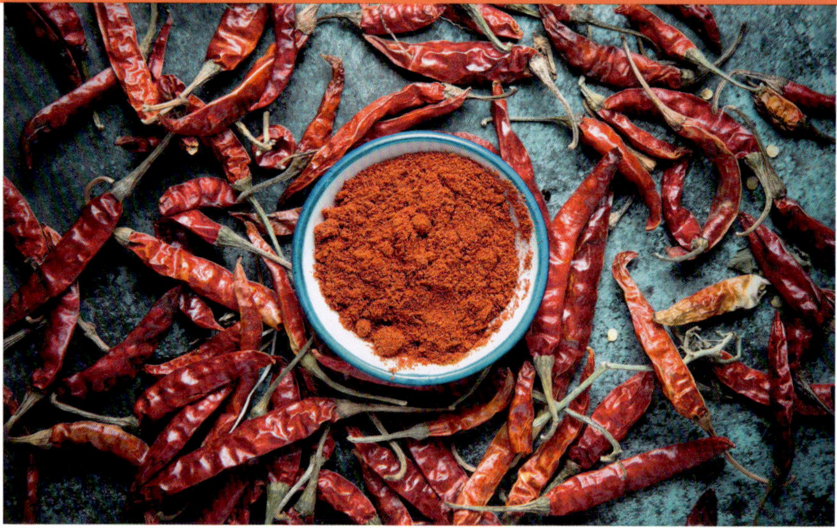

Scharfes Essen sollten Sie bei Rosacea besser meiden.

ger, teilweise stunden- oder tagelang bestehen. In dieser Phase entwickeln sich oft auch erweiterte Äderchen, sogenannte Teleangiektasien, vor allem an den Wangen und im Bereich um Mund und Nase. Später kommen rötliche Knötchen und Pusteln hinzu, die tatsächlich etwas an Aknepickel erinnern können. Mit der Zeit verdickt sich die Haut allmählich.

Über die Ursachen der Rosacea ist wenig bekannt. Einige Untersuchungen deuten auf eine Regulationsstörung im Gefäß- und Nervensystem hin, die zu einer stärkeren Durchblutung und Temperaturerhöhung im Gesichtsbereich führt. Von anderen Wissenschaftlern werden auch eine allergische Reaktion auf Haarbalgmilben, ein Zusammenhang mit Magen-Darm-Erkrankungen, hormonelle oder genetische Faktoren diskutiert. Für all diese Vermutungen wurden bislang aber keine eindeutigen Beweise gefunden. Nach aktuellen Erkenntnissen scheint die Rosacea auf einer Störung des Immunsystems zu beruhen. In der Haut wird verstärkt ein Stoff produziert, der eigentlich dazu dient, Keime abzuwehren (Cathelicidin). Doch dieser Stoff kurbelt auch Entzündungsreaktionen an.

VORSICHT, HEISS UND SCHARF!

Meiden sollten Sie vor allem sogenannte Provokationsfaktoren. Neben Hitze und Sonnenlicht (verwenden Sie immer einen hohen Lichtschutzfaktor) scheinen vor allem verschiedene Nahrungsmittel die Rosacea zu verschlechtern. Bekannt ist, dass Alkohol, heiße Getränke wie Kaffee, Tee oder Glühwein sowie scharfe Speisen einen Schub auslösen können. Diese regen die Durchblutung an und verschlechtern den Hautzustand. Beobachten Sie, welche individuellen Auslöser bei Ihnen infrage kommen und meiden Sie diese konsequent. Lassen Sie heiße Getränke wie Tee oder Kaffee etwas abkühlen, bevor Sie diese trinken. Würzen Sie Gerichte lieber mit frischen Kräutern als mit Chili.

WAS WIR IHNEN RATEN

Günstig auf Rötung und Reizung können sich auch kühle Schwarzteeumschläge auswirken. Brühen Sie dazu einen sehr starken schwarzen Tee auf (drei Teebeutel auf eine Tasse kochendes Wasser), lassen Sie diesen mindestens 30 Minuten ziehen, damit die hautberuhigenden Gerbstoffe freigesetzt werden, und machen Sie mit dem Sud mehrmals täglich Umschläge.

Nahrungsmittelempfehlungen bei Rosacea

Ungeeignete Nahrungsmittel bei Rosacea	Günstige Nahrungsmittel und Mikronährstoffe bei Rosacea
Alkohol	Alle Obst- und Gemüsesorten
Scharfe Gewürze (Paprika, Chili, Pfeffer)	Frische Kräuter
Heiße Getränke (Tee, Kaffee, Glühwein)	Rapsöl, Walnussöl, Leinöl
Schweinefleisch	Wild, Fisch, Geflügel
Schweineschmalz	Vollkornprodukte
Sonnenblumenöl, Distelöl	Zink (20–50 mg)
	Selen (100–200 µg)
	Biotin (5–10 mg)

Schuppenflechte – die überstürzte Zellteilung beruhigen

WAS DIE KRANKHEIT AUSBRECHEN LÄSST

Die Schuppenflechte (Psoriasis vulgaris), eine Erkrankung, die mit einer starken Entzündung der Haut einhergeht, zählt in unseren Breiten zu den häufigsten Hauterkrankungen. Etwa zwei bis drei Prozent der Bevölkerung sind davon betroffen.

Ob und wann die Erkrankung aber zum ersten Mal zum Ausbruch kommt, hängt von zahlreichen äußeren Einflüssen, den sogenannten Provokationsfaktoren ab. Infekte, vor allem Halsentzündungen, schwere Sonnenbrände, Alkoholkonsum, Stress und psychische Belastungen spielen hier eine wichtige Rolle. Psoriasisherde können außerdem durch Hautverletzungen provoziert werden. Hier sollte nicht nur an schwere Verletzungen gedacht werden – auch durch Akupunktur, Tätowierungen, Impfungen, Insektenstiche oder ein intensives Peeling können neue Psoriasisherde entstehen.

Die Psoriasisherde können prinzipiell alle Körperstellen betreffen. Besonders häufig treten Hautveränderungen am behaarten Kopf, den Ellenbogen, Knien und in der Gesäßfalte auf. Oft sind aber auch Hände und Füße betroffen. Scharf abgegrenzte, rote, oft über das Hautniveau erhabene Schuppenflechtenherde kennzeichnen die Erkrankung. Die Herde sind regelmäßig mit einer mehr oder weniger dicken silbrig-weißen Schuppenkruste bedeckt, die der Erkrankung ihren Namen gegeben hat.

JEDEN TAG EINE HAND VOLL SCHUPPEN

Verantwortlich für die massive Schuppenbildung ist eine Störung der natürlichen Hauterneuerung. Hornzellen (Keratinozyten) werden in der Basalzellschicht, der untersten Schicht der Oberhaut, gebildet, durchlaufen einen Reifungsprozess, gelangen nach einer bestimmten Zeit an die Hautoberfläche und werden hier abgestoßen. In gesunder Haut benötigen die Hornzellen für diesen Vorgang etwa vier Wochen. Bei Patienten mit Psoriasis ist der Vorgang der Hauterneuerung deutlich beschleunigt, der Lebenszyklus der Hornzellen ist teilweise auf vier Tage verkürzt. Während gesunde Haut täglich etwa ein Gramm Hornschuppen verliert, stößt die Haut des Psoriasispatienten jeden Tag teilweise mehr als 10 g Hornzellen – das ist fast eine Handvoll – ab, die dann als große, weißsilbrige Schuppen sichtbar werden.

VOLLWERTKOST UND FISCHÖL

Es gibt verschiedene Bevölkerungsgruppen, bei denen die Schuppenflechte extrem selten ist. Vor allem unter Eskimos (Inuit) ist diese Hautkrankheit weitgehend unbekannt. Doch sobald in den Dörfern der Inuit der westliche Lebensstil Einzug hält und sich die Ernährungsgewohnheiten ändern, erkranken plötzlich auch die scheinbar resistenten Eskimos an Schuppenflechte. Warum ist das so?

Die traditionelle Ernährung der Grönlandbewohner besteht vor allem aus fettem Seefisch, der große Mengen hautfreundlicher Omega-3-Fettsäuren enthält. Diese Schutzfette, die Sie schon im Kapitel Öle und Fette kennengelernt haben, sind die Gegenspieler der Omega-6-Fettsäuren, denn sie hemmen in unserem Stoffwechsel die Produktion von Entzündungsstoffen und blockieren somit Entzündungsprozesse. Zusätzlich werden die Omega-3-Fettsäuren noch in Botenstoffe mit einer stark entzündungshemmenden Wirkung umgewandelt.

Eine ausreichende Zufuhr der richtigen Fettsäuren ist tatsächlich eine natürliche Medizin für alle Menschen, die unter Schuppenflechte und trockener Haut leiden, denn diese Fettsäuren bremsen Entzündungen und regen die hauteigene Talgproduktion an. Vor allem Leinöl oder fette Fischsorten wie Thunfisch, Lachs, Hering, Aal, Ölsardine, Makrele und Sardinen liefern ausreichende Mengen des entzündungshemmenden, Omega-3-Fettsäure-haltigen Fischöls. Kein Wunder also, dass ein holländisches Sprichwort lautet: »Ein Land mit vielen Heringen kann mit wenigen Ärzten auskommen.« Zahlreiche Untersuchungen belegen, dass sich sowohl Hautentzündung als auch Rötung und vermehrte Schuppenbildung bei Psoriasis über die Ernährung günstig beeinflussen lassen und sich auch die überstürzte Zellteilung wieder normalisiert.

Auch für das »Bayerische Landesamt für Gesundheit und Lebensmittelsicherheit« ist die aus Omega-3-Fettsäuren (Leinöl, Fischöl) gebildete Eicosapentaensäure »die wichtigste Fettsäure für die Entzündungshemmung«. Das belegt zudem eine aktuelle Studie der amerikanischen Pennsylvania State University, die im »Journal of Nutrition« publiziert wurde. Hier konnte erstmals der Beweis erbracht werden, dass eine ausreichende Zufuhr von Alpha-Linolensäure sogar die Blutwerte günstig beeinflussen und den Entzündungsmarker CRP (C-reaktives Protein) senken kann. 23 Studienteilnehmer erhielten zwei Wochen lang eine mit Alpha-Linolensäure angereicherte Diät. Es kam bei den Probanden zu einer deutlichen Senkung der Entzündungswerte. Bei einigen Versuchsteilnehmern fielen die CRP-Werte sogar dramatisch ab, stellte die Studienleiterin Dr. Penny Kris-Etherton, Professorin für Ernährungswissenschaft, fest.

Eine ausreichende Zufuhr entzündungshemmender Omega-3-Fettsäuren über Fisch und pflanzliche Öle oder Nahrungsergänzungsmittel ist deshalb für alle Psoriatiker sinnvoll. Täglich sollten mindestens 1 g Alpha-Linolensäure und 1,5 g Fischöl zugeführt werden. Über die Ernährung ist es meist nicht möglich, regelmäßig diese Mengen aufzunehmen. Deshalb ist hier die Zufuhr über Nahrungsergänzungsmittel sinnvoll. Zusätzlicher Fischgenuss zweimal wöchentlich unterstützt die Heilung. Bei diesen höheren Dosierungen ungesättigter Fettsäuren sind zusätzlich 200 I.E. (Internationale Einheiten) Vitamin E notwendig, um eine optimale Wirkung der Fettsäuren im Körper zu garantieren. Zudem spielt Vitamin D eine wichtige Rolle für die Zellteilung, daher profitieren einige Patienten eventuell von einer zusätzlichen Vitamin-D-Gabe.

HIER IST VORSICHT GEBOTEN

Viele Menschen mit Psoriasis berichten, dass häufiger Genuss von Schweinefleisch, Schweineschmalz und fetter Wurst die Schuppenflechte zum Aufblühen bringt.

Kein Wunder, denn diese Nahrungsmittel enthalten viel Arachidonsäure und heizen die Entzündung in der Haut weiter an. Interessant ist in diesem Zusammenhang die Beobachtung, dass die entzündungsfördernde Ara-

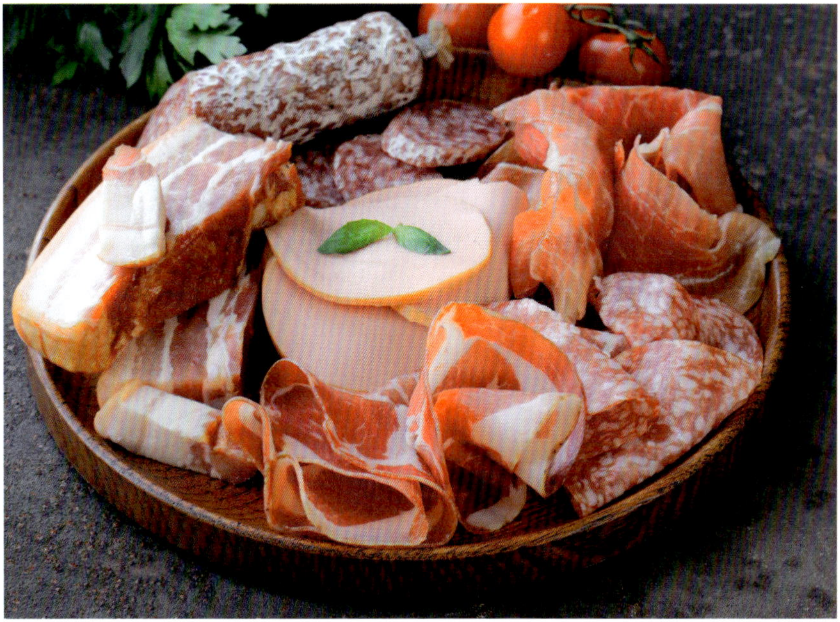

Wenn Sie unter Schuppenflechte leiden, sollten Sie Schweinfleisch und fette Wurst besser meiden.

chidonsäure, eine Omega-6-Fettsäure, in der psoriatischen Haut um das 20-Fache erhöht ist. Aus diesem Grund sollten Personen mit Schuppenflechte nicht nur mehr Omega-3-Fettsäuren aufnehmen, sondern auch die Entzündungsfette in der Nahrung reduzieren, das heißt vor allem Schweinefleisch und Wurst sowie Distel- und Sonnenblumenöl meiden.

Auch scharfe Gewürze und Zitrusfrüchte können – möglicherweise durch eine vermehrte Reizung und Durchblutung der Haut – eine Verschlechterung herbeiführen. Versuchsweise sollten auch diese Nahrungsmittel vorübergehend gemieden werden. Als gesichert gilt, dass regelmäßiger Alkoholkonsum, auch wenn es sich dabei nur um das tägliche Glas Wein oder Bier handelt, eine ungünstige Wirkung auf die Schuppenflechte hat. Übermäßiger Alkoholgenuss kann oft einen schweren Psoriasisschub provozieren.

Nahrungsmittelempfehlung bei Schuppenflechte	
Ungeeignete Nahrungsmittel, Mikronährstoffe und Medikamente bei Schuppenflechte (diese Nahrungsmittel sollten Sie versuchsweise weglassen und den Hautzustand beobachten)	**Günstige Nahrungsmittel und Mikronährstoffe bei Schuppenflechte**
Alkohol (auch in kleinen Mengen)	Alle Arten von Fisch, vor allem fette Fischsorten
Scharf gewürzte Speisen	Rapsöl, Hanföl, Walnussöl, Leinöl
Zitrusfrüchte	Alle Obst- und Gemüsesorten
Schweinefleisch	Wild
Schweineschmalz	Vollkornprodukte
Sonnenblumenöl, Distelöl	
Medikamente und Nahrungsergänzungsmittel	**Medikamente und Nahrungsergänzungsmittel**
Betablocker (Medikamente gegen hohen Blutdruck)	Nahrungsergänzungsmittel mit Omega-3-Fettsäuren (Fischöl 2 g, Alpha-Linolensäure 1 g)
Lithium (Medikament gegen Depressionen)	Vitamin A (5000 IE)
Einige Schmerzmittel	Vitamin E (400 mg)
	Vitamin D (10 µg)
	Zink (20–50 mg)
	Kupfer (2–3 mg)
	Selen (100–200 µg)

Neurodermitis – dem Juckreiz Paroli bieten

»Das Schlimmste ist der Juckreiz«, klagen viele Patienten, die unter Neurodermitis leiden. Gleichzeitig ist die gesamte Haut sehr trocken. Hinzu kommen raue, schuppige, manchmal auch nässende Ekzeme vor allem in den Beugen (Ellenbeugen, Kniekehlen, Handgelenksbeugen), am Hals und Nacken. Eine einheitliche Ursache der Neurodermitis ist nicht bekannt. Wahrscheinlich sind mehrere Faktoren an der Entstehung der Erkrankung beteiligt. Die Anlage zu Neurodermitis wird vererbt. Zahlreiche Provokationsfaktoren wie Stress, Nahrungsmittelallergien oder falsche Hautpflege (zu häufiges, zu heißes Baden und Duschen, Verwendung entfettender Seifen) können den Hautzustand verschlechtern.

WAS WIR IHNEN RATEN

Oolong-Tee lindert Beschwerden bei Neurodermitis. Oolong-Tee ist ein sogenannter »anfermentierter« Tee, der zwischen grünem und schwarzem Tee steht. Er besitzt einen hohen Anteil sekundärer Pflanzenstoffe, die sich günstig auf Allergien und das Immunsystem auswirken. In einer Untersuchung mussten 118 Neurodermitispatienten nach jeder Mahlzeit eine Tasse Oolong-Tee trinken. Bereits nach vier Wochen wiesen 63 Prozent der Versuchsteilnehmer eine deutliche Besserung von Ekzemen und Juckreiz auf.

DIE HAUT VON INNEN FETTEN

Gamma-Linolensäure (GLS) ist eine Fettsäure, die besonders wichtig ist für das Abwehr- und Barrieresystem der Haut, für die Produktion von Hautfetten und die Fähigkeit der Haut, Feuchtigkeit zu binden. Bei gesunden Menschen werden Fettsäuren aus der Nahrung wie z. B. Linolsäure durch Enzyme in Gamma-Linolensäure (GLS) umgewandelt. Bei Menschen mit Neurodermitis ist dieser Umwandlungsprozess blockiert, in den Hautzellen entsteht dadurch ein Mangel an GLS. Um die Schutz- und Barrierefunk-

tion der Haut wiederherzustellen, muss die Zufuhr an Gamma-Linolensäure deshalb bei Neurodermitikern erhöht werden. Mit der normalen Ernährung gelingt das allerdings meist nicht, weshalb es sinnvoll ist, auf Nahrungsergänzungsmittel mit hoch konzentrierter Gamma-Linolensäure zurückzugreifen.
Die Gamma-Linolensäure wirkt sich günstig auf Ekzeme und Juckreiz bei Neurodermitis und anderen Hautkrankheiten aus. Gamma-Linolensäure-reiche Öle sind Nachtkerzen-, Hanf-, Borretsch- und Kernöl der Schwarzen Johannisbeere oder Stachelbeere. Allerdings liefern die meisten dieser Öle auch große Mengen Omega-6-Fettsäuren, deren Anteil in der Nahrung ja eher gesenkt werden sollte. Günstig ist es deshalb, zusätzlich entzündungshemmende Omega-3-Öle zu verwenden oder vor allem auf Hanföl mit seinem günstigen Fettsäure-Verhältnis zurückzugreifen.
Pro Kilogramm Körpergewicht werden etwa 12 bis 15 mg GLS benötigt. Ein Erwachsener muss dafür z. B. 1–2 Esslöffel Hanföl pro Tag einnehmen, Kinder entsprechend weniger. Bis zu einer Besserung des Hautzustandes können zwei bis drei Monate vergehen.

WAS WIR IHNEN RATEN

Durch Sauerstoff oxidieren die hochwertigen Öle rasch und verlieren ihre Wirkung. Öle deshalb entweder nur in kleinen Mengen kaufen und rasch aufbrauchen oder auf die sicherere Anwendung von ölhaltigen Kapseln zurückgreifen.

Empfehlungen zur täglichen Nahrungsergänzung bei Neurodermitis:

- 1 g Gamma-Linolensäure (wichtig für die Bildung von Hautlipiden. Aufgrund eines Enzymmangels können Menschen mit Neurodermitis GLS nicht selber bilden. Achtung: Nur in Kombination mit Alpha-Linolensäure oder Fischöl einnehmen, um das Omega-6-:Omega-3-Fettsäure-Verhältnis nicht zu stören)
- 1 g Alpha-Linolensäure oder Fischöl (wirken entzündungshemmend und regen die Produktion von Hautlipiden an)

- Probiotika sind gesunde Bakterien (Milchsäure und Bifidobakterien), die die Darmflora günstig beeinflussen. Verschiedene Untersuchungen konnten zeigen, dass bestimmte probiotische Keime Allergien, Juckreiz und Entzündungen lindern, wenn sie über einen längeren Zeitraum regelmäßig eingenommen werden. Optimal ist eine Kombination aus probiotischen Keimen sowie bestimmten präbiotischen Ballaststoffen (z. B. enthalten in Madena Darmkur).
- 1 g Arginin (wichtig für die Bildung körpereigener Feuchtigkeitsbinder, nicht bei Neigung zu häufigen Herpesinfektionen anwenden)
- 500 mg Vitamin C (senkt bei Allergikern den Histaminspiegel und verbessert dadurch oft Juckreiz und Entzündung)
- 20 mg Zink (wirkt entzündungshemmend)

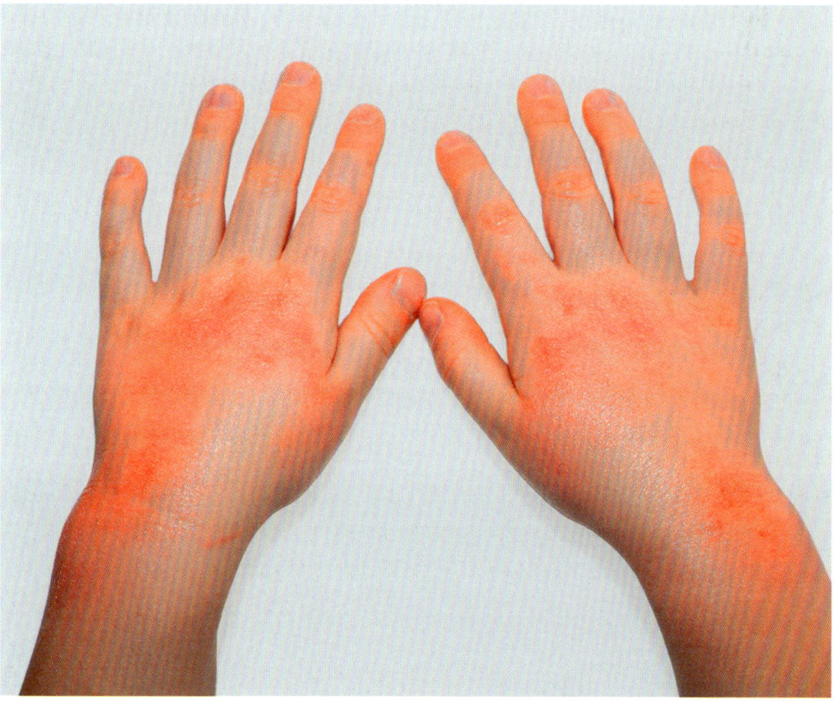

Juckende Ekzeme machen Menschen mit Neurodermitis das Leben schwer.

NEURODERMITIS UND NAHRUNGSMITTELALLERGIEN

Etwa ein Drittel der Neurodermitiker leidet gleichzeitig unter Nahrungsmittelallergien. Besonders häufig treten Reaktionen auf bestimmte Nahrungsmittel bei Kindern auf. Jedoch muss an dieser Stelle angemerkt werden, dass eine Neurodermitis nicht automatisch mit Unverträglichkeiten oder Allergien einhergeht. Immerhin lassen sich allergische Reaktionen auf Lebensmittel bei etwa zwei Drittel der Neurodermitiker nicht nachweisen.

Bei einem Verdacht oder einer bereits nachgewiesenen Nahrungsmittelallergie ist eine Ernährungsumstellung jedoch sinnvoll und beeinflusst auch die Hautkrankheit meistens günstig.

Ein Ernährungstagebuch, in dem einige Zeit über die täglichen Mahlzeiten und den Hautzustand Buch geführt wird, hilft oft, den verdächtigen Lebensmitteln auf die Schliche zu kommen. Milch, Eier, Soja, Haselnüsse, Erdnüsse, Weizenmehl, Fisch und Meeresfrüchte führen die »Hitliste« der häufigsten Nahrungsmittelallergien an. Kinder, die bereits unter Allergien oder Neurodermitis leiden, sollten diese Nahrungsmittel in den ersten 18 bis 24 Monaten nicht erhalten.

Einen allgemeingültigen Speiseplan für Allergiker oder eine typische »Neurodermitis-Diät« gibt es hingegen nicht. Viele der sehr strengen Ernährungsvorschläge bergen langfristig die Gefahr einer Fehlernährung. In jedem Fall sollte deshalb individuell nach den nicht vertragenen Nahrungsmitteln geforscht werden, um diese aus dem Speiseplan zu streichen. Der Verdacht kann durch Hauttestungen und Blutuntersuchungen überprüft werden. Bei Kindern ohne Allergie-Vorgeschichte ist es aber nach aktuellen Erkenntnissen nicht sinnvoll, auf bestimmte Nahrungsmittel zu verzichten. Sie scheinen in diesen Fällen die Entwicklung einer Allergie nicht ungünstig zu beeinflussen.

VORSICHT: KREUZALLERGIE

Woran liegt es, dass viele Birkenpollenallergiker auch Äpfel und Haselnüsse nicht vertragen oder dass Menschen, die auf Beifuß überempfindlich reagieren, meist auch auf andere Kräuter und Gewürze allergisch reagieren? In diesen Fällen liegen nicht zwangsläufig mehrere Allergien vor, meist handelt es sich um eine Überempfindlichkeit auf einen Inhaltsstoff, der sowohl in den Pollenkörnern als auch in verschiedenen Lebensmitteln vorkommt. Man spricht deshalb von einer sogenannten »Kreuzallergie«. Folgende Kreuzallergien zwischen Pollen und Nahrungsmitteln sollten Menschen mit Neurodermitis, Heuschnupfen und allergischem Asthma kennen und beachten:

Häufige Kreuzallergien

Allergene	**Nahrungsmittel, die häufig nicht vertragen werden**
Frühblüherpollen (Birke, Hasel, Erle)	Äpfel, Haselnüsse, Mandeln, Kirschen, Pflaumen, Pfirsiche, Birnen. (Vor allem roh werden diese Nüsse und Früchte nicht vertragen, gekocht können sie meist verzehrt werden.)
Beifußpollen	Karotte, Chili, Paprika, Sellerie, grüner und schwarzer Pfeffer, Kümmel, Curry, Anis
Kamillepollen, Chrysanthemen, Löwenzahnpollen	Estragon, Sonnenblumenkerne
Gräser- und Getreidepollen	Tomate, Pfefferminz, Sojabohnen, Erdnüsse
Latex	Avocado, Banane, Kiwi, Kastanien
Alle Pollen	Honig. Hier liegt allerdings keine »Kreuzallergie« vor, sondern die Pollenkörner im Honig können für die allergischen Beschwerden verantwortlich sein.

WAS WIR IHNEN RATEN

Tipps für Kreuzallergiker:

- Ersetzen Sie rohes Obst durch gekochtes – das wird meist vertragen.
- Nüsse werden im Kuchen häufig toleriert, verursachen roh aber Beschwerden.
- Oft werden nicht alle Apfelsorten gleichermaßen schlecht vertragen. Experimentieren Sie mit verschiedenen Sorten. Manche Allergiker können rohes Obst essen, wenn sie dieses großzügig schälen. Andere können »Bio-Äpfel« essen, vertragen aber Obst aus konventionellem Anbau nicht.
- Ersetzen Sie Steinobst häufiger durch Beeren (Himbeeren, Erdbeeren, Heidelbeeren, Johannisbeeren u. Ä.) oder Melone. Diese bereiten meist keine Probleme.

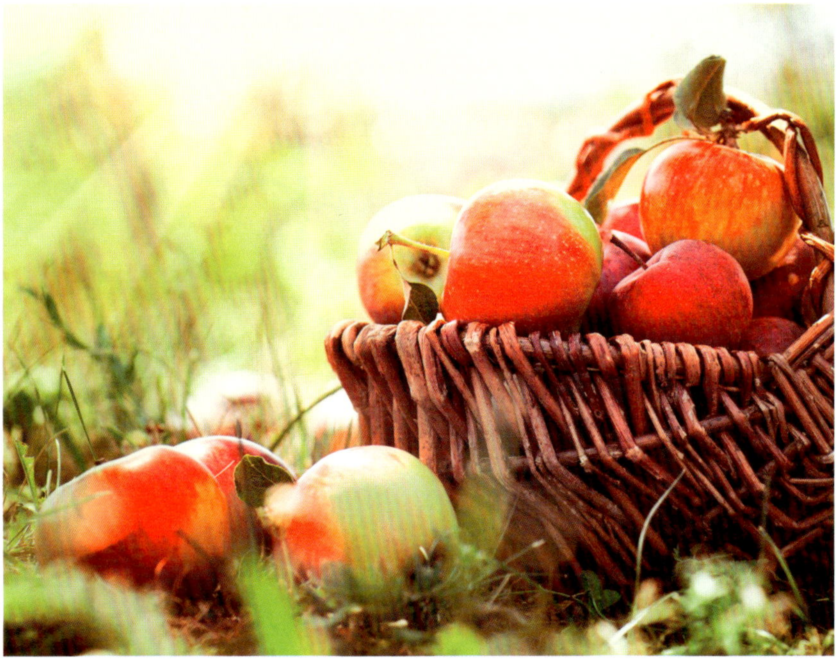

Falls Sie Äpfel nicht gut vertragen, sollten Sie verschiedene Sorten probieren. Manchmal wird eine besser vertragen. Auch großzügiges Schälen kann helfen.

Herpesbläschen keine Chance geben

Ein Sonnenbad, Stress oder eine Erkältung und schon sind die Lippenbläschen da. Fast 90 Prozent der Erwachsenen und 75 Prozent der Jugendlichen sind mit Herpes simplex infiziert. Das Herpes-Virus-1 (HSV-1) verursacht die besagten Lippenbläschen, auch Fieberbläschen oder Gletscherbrand genannt, während die Infektion mit einem anderen Virusstamm (HSV-2) meist eine Genitalinfektion nach sich zieht. Ist das Virus erst einmal in den Körper gelangt, wird man es nicht mehr los. Es zieht sich in Nervenknoten zurück und bricht erst wieder aus, wenn die Abwehr geschwächt ist. Während manche Menschen jeden Monat an die Herpesinfektion erinnert werden, leiden andere nur selten darunter.
Mithilfe der Ernährung und bestimmter Mikronährstoffe lassen sich nicht nur die Abwehrkräfte gegen Viren steigern, sondern auch das Wachstum der Herpesviren und so die Häufigkeit und Schwere der Herpesausbrüche günstig beeinflussen.

AUF ARGININ UND LYSIN ACHTEN

Besonders wichtige Mikronährstoffe für Herpesgeplagte scheinen zwei Eiweißbausteine (Aminosäuren) zu sein: Arginin und Lysin. Das Herpesvirus benötigt eine regelmäßige Zufuhr von Arginin für Wachstum und Vermehrung. Diese Aminosäure fördert demnach die Entwicklung von Herpesbläschen. Nahrungsmittel mit einem hohen Argininggehalt sollten deshalb möglichst selten verzehrt werden.
Der Gegenspieler ist Lysin, denn die Aufnahme größerer Mengen von Lysin hemmt das Viruswachstum, unter anderem dadurch, dass es die Argininmenge verringert, die dem Virus zur Verfügung steht. Durch eine lysinreiche und gleichzeitig argininarme Ernährung lassen sich Häufigkeit und Schweregrad der Herpesausbrüche günstig beeinflussen. Auch eine zeitweilige Nahrungsergänzung mit Lysin-Präparaten kann sinnvoll sein.
Nahrungsmittel, die besonders viel Arginin enthalten und deshalb als Trigger für einen Herpesausbruch infrage kommen, sind alle Arten von Scho-

kolade, Haferflocken, Nüsse, einschließlich Erdnussbutter, sowie Proteinshakes zur Gewichtsreduktion und zum Muskelaufbau.

Nahrungsmittelempfehlungen bei Herpes	
Ungeeignete Nahrungsmittel, Mikronährstoffe und Medikamente bei häufigen Herpes-simplex-Infektionen	**Günstige Nahrungsmittel (günstiges Arginin/Lysin-Verhältnis) und Mikronährstoffe bei häufigen Herpes-simplex-Infektionen**
Nüsse	Fisch (Sardinen, Kabeljau, Thunfisch)
Schokolade	Eier und Milchprodukte
Rosinen	Die meisten Obst- und Gemüsesorten, speziell Äpfel, Birnen, Tomaten, Avocados, Mangos, Aprikosen, Feigen, Papaya, Sprossen
Gelatine	Geflügel, Lamm und Rind
Haferflocken	Kartoffeln
Proteinpulver mit Arginin	Hülsenfrüchte
Nahrungsergänzungsmittel	**Nahrungsergänzungsmittel**
Arginin	Lysin 500 mg (bei aktivem Herpes 3 x 500 mg)
	Zink 20 mg (bei aktivem Herpes 2 x 20 mg)
	Vitamin C 500 mg – 1 g
	Bioflavonoide (Quercetin, Rutin)
	600–1200 mg

DIE ABWEHR STÄRKEN

Herpesviren haben immer dann eine Chance wieder auszubrechen, wenn die Abwehrkräfte geschwächt sind. Es liegt also nahe, das Immunsystem auch mithilfe der richtigen Mikronährstoffe bei seiner Arbeit zu unterstützen. Eine wichtige Rolle hierbei spielt wieder Zink, denn es stärkt die Abwehrkräfte. Das Spurenelement ist sowohl für die Bildung von Antikörpern als auch für die Funktionsfähigkeit der Lymphozyten (Abwehrzellen) wichtig. Außerdem hemmen Zinkionen die Ausbreitung der Herpesviren im Körper. Sogar äußerlich in Form von Zinkpaste angewandt beschleunigt der Mikronährstoff die Abheilung der Bläschen.

Die Bedeutung von Vitamin C für die Abwehrkräfte ist allgemein bekannt. Auch bei einer Herpeserkrankung wirkt das Vitamin. In einer Untersuchung heilten die Bläschen deutlich schneller ab, wenn bei den ersten Anzeichen 3-mal täglich 500 mg Vitamin C und 500 mg Bioflavonoide eingenommen wurden.

WAS WIR IHNEN RATEN

Wichtig für die Wirksamkeit aller genannten Maßnahmen bei Herpes ist die rechtzeitige Anwendung, das heißt spätestens beim ersten Kribbeln anfangen.

NUTRICOSMETIK

Nahrungsmittel mit Kosmetikwirkung

Eine straffere, faltenfreie Haut, schlanke Beine, Cellulite, die wie von selbst verschwindet, Fettpölsterchen, die dahinschmelzen wie Butter in der Sonne, oder Haare, die auf vormals kahlen Stellen wieder sprießen – das alles sollen Nutricosmetika erreichen können. Nutricosmetik heißt das Zauberwort, das man frei übersetzen könnte mit »Kosmetik zum Essen«. Welche Effekte Nahrungsmittel auf die Haut haben können, wurde bereits ausführlich beschrieben. Aber nicht jeder kann oder will täglich alle notwendigen Nahrungsmittel in der entsprechenden Dosierung verzehren. Was liegt deshalb näher, als Nahrungsbestandteile, die ihre Wirksamkeit in Studien belegen konnten, in konzentrierter Form als Nahrungsergänzung zu verabreichen? Diese »Nahrungsergänzungsmittel mit kosmetischer Auslobung« erobern schon seit einigen Jahren den US-amerikanischen Markt. Bereits 2006 ergab eine US-amerikanische Studie, dass Deutsche 75 Millionen Euro für die Schönheitspillen ausgaben. In der gleichen Zeit wurden in den USA sogar zwei Milliarden Dollar mit der Kosmetik zum Einnehmen umgesetzt. Tendenz stark ansteigend.

Sicher sind nicht alle diese Versprechen der Industrie auch wissenschaftlich haltbar. Doch tatsächlich ist es möglich, der Haut gezielt von innen über die Nahrung oder über Nahrungsergänzung bestimmte Wirkstoffe zuzuführen und dann auch gezielt Effekte zu erreichen: zum Beispiel den Aufbau eines Lichtschutzes, vermehrte Feuchtigkeitsbindung, Verbesserung des Hautbildes und der Haarstruktur oder Schutz vor Hautalterung. Inzwischen konnten diese Effekte auch für mehr als ein Dutzend Nahrungsmittelinhaltsstoffe in Studien nachgewiesen werden. Vor allem Struktur und Zustand des Bindegewebes lassen sich wahrscheinlich besser von innen heraus über die Nahrung bzw. durch Nahrungsergänzung beeinflussen als durch alleinige Pflege von außen.

Wichtig ist auch, dass die Mikronährstoffe bzw. Pflanzenextrakte ausreichend hoch dosiert sind und auch über einen längeren Zeitraum (Monate bis Jahre) eingenommen bzw. verzehrt werden. Leider liegt die Dosierung vieler Mikronährstoffe in »Beauty-Präparaten« in einem sehr niedrigen Bereich. Eine »Sofortwirkung« ist deshalb in der Regel nicht zu erwarten. Auch macht der Lichtschutz, der mithilfe von Nutricosmetika aufgebaut werden kann – er liegt etwa bei einem Sonnenschutzfaktor von 3 bis 4 –, nicht das Lichtschutzpräparat überflüssig. Die Empfehlung lautet deshalb nicht Kosmetik oder Nutricosmetik, sondern im Optimalfall ausgewogene Ernährung und Kosmetik und Nutricosmetik. Sie ergänzen sich, ersetzen aber nicht einander.

Nutricosmetik – was ist drin, was kann man erwarten?

Die meisten Präparate enthalten nicht nur einen Inhaltsstoff, sondern im Idealfall einen gut aufeinander abgestimmten Mix aus Vitaminen, Spurenelementen und Pflanzenextrakten. Um ihre Schutzfunktion zu gewährleisten, aber auch für Wachstum, Heilung und Regeneration sind Haut und Haare ständig auf eine ausreichende Zufuhr von Vitaminen, Mineralstoffen und Spurenelementen angewiesen.

Die wichtigsten Vitamine sind: Vitamin A (Retinol, die Vitamin-A-Vorstufe Betacarotin), Vitamin B1 (Thiamin), Vitamin B2 (Riboflavin), Vitamin B3 (Niacin), Vitamin B5 (Pantothensäure), Vitamin B6 (Pyridoxin), Vitamin B12 (Cobalamin), Folsäure, Vitamin C (Ascorbinsäure), Vitamin D (Calciferol), Vitamin E (Tocopherol) und Vitamin H (Biotin).

Daneben spielen aber auch sogenannte sekundäre Pflanzenstoffe eine Rolle. Viele Präparate ergänzen inzwischen die Vitamine durch Pflanzenextrakte mit unterschiedlichen Wirkungen. Die meisten der verwendeten pflanzlichen Zusätze liefern Polyphenole in hoher Konzentration. Polyphenole sind sogenannte sekundäre Pflanzenstoffe, die vor freien Radikalen schützen und entzündungshemmende Wirkungen haben. Auf diese

Weise sind sie auch in der Lage, Alterserscheinungen zu verzögern. Polyphenole finden sich in ganz unterschiedlichen Nahrungsmitteln: in Tee, Wein und Schokolade ebenso wie in dunklen Obst- und Gemüsesorten. Daneben verbessern Carotinoide wie Lycopin oder Betacarotin den Schutz der Haut vor UV-Strahlen und Umwelteinflüssen. Pflanzliche Hormone aus Soja oder Leinsamen straffen vor allem die Unterhaut, und Eiweiß liefert notwendige Baustoffe für das Bindegewebe.
Achtung: Wir empfehlen, diese Schutzstoffe nach Möglichkeit über eine abwechslungsreiche Ernährung zuzuführen. Nur in Ausnahmefällen, wenn ein Mangel festgestellt wurde oder zur Therapie von bestimmten Erkrankungen, ist es sinnvoll, Nahrungsergänzungsmittel zu verwenden. Am besten halten Sie dann Rücksprache mit Ihrem Arzt.

Häufige pflanzliche Inhaltsstoffe und Fettsäuren in Nutricosmetika zum Schutz vor Hautalterung

GRÜNTEE-EXTRAKTE

Die antioxidativen und entzündungshemmenden Eigenschaften des Tees vermindern Schäden, die durch UV-Strahlen an den Hautzellen sowie der Erbsubstanz (DNA) entstehen. UV-Strahlen zählen zu den wichtigsten Alterungsbeschleunigern der Haut. Unter dem Einfluss der UV-Strahlung kommt es zu Entzündungen und zur Bildung freier Radikale in den verschiedenen Hautschichten, wodurch die Bildung von Falten und Altersflecken vorangetrieben wird. Hier greifen die Grüntee-Polyphenole ein und reduzieren das Ausmaß sonnenbedingter Hautschäden und vorzeitiger Hautalterung. Die antioxidativen und entzündungshemmenden Eigenschaften des Tees vermindern Schäden, die durch UV-Strahlen an den Hautzellen sowie der Erbsubstanz (DNA) entstehen. Auch ein gewisser Schutz vor Hauttumoren kann durch den regelmäßigen und hoch dosierten Genuss von Grüntee aufgebaut werden.
Doch auch Tee-Extrakte in Kapselform oder als Cremezusatz scheinen diese Wirkung zu haben. Eine Gruppe von Frauen mit leichten Anzeichen

lichtgealterter Haut nahm acht Wochen lang zweimal täglich eine Nahrungsergänzung mit 300 mg Grüntee ein und wendete gleichzeitig eine Creme mit zehn Prozent Grüntee-Extrakt an. Die anderen Teilnehmerinnen erhielten wirkstofffreie Creme und Kapseln. Auch wenn sich nach acht Wochen die Veränderungen mit dem bloßen Auge noch nicht feststellen ließen, so zeigten sich doch deutliche histologische Unterschiede: Nur in der »Grüntee-Gruppe« ließen sich auffällige Verbesserungen der Faserstruktur nachweisen. Nach Meinung des Studienleiters muss die Anwendung länger erfolgen, um nicht nur positive feingewebliche, sondern auch deutlich sichtbare Veränderungen an der Haut nachweisen zu können.

Auch weitere Anwendungs- bzw. Einnahmestudien haben gezeigt, dass sich mit Nahrungsergänzungsmitteln und auch mit handelsüblichen Lebensmitteln relevante Effekte an der Haut erzielen lassen. Allerdings darf man – wie die Grünteestudie zeigt – keine Wunder innerhalb kürzester Zeit erwarten. Möglich und durchaus realistisch ist allerdings der Aufbau eines Grundschutzes in der Haut, durch den sie besser gegen Sonnenschäden, Entzündungen, freie Radikale und Umwelteinflüsse gewappnet ist. Auch die Durchblutung der Haut sowie deren Fähigkeit, Feuchtigkeit zu binden, kann über Nahrungsmittel oder Nutricosmetika günstig beeinflusst werden.

PHYTOÖSTROGENE (SOJA, ROTKLEE)

Ein Mangel an weiblichen Hormonen in den Wechseljahren beschleunigt die Erschlaffung der Haut und die Bildung von Falten. Phytoöstrogene sollen diesem Prozess entgegenwirken, denn auch in der Haut wirken sie östrogenartig und verhindern so den raschen Abbau der Kollagenfasern. Phytohormone schützen die Haut vor freien Radikalen, Sonnenbrand und lichtbedingter Faltenbildung und stimulieren den Kollagenaufbau der Haut. Studien zeigen, dass Phytohormone hormonell gealterte Haut aufbauen, Kollagen und Elastin vor enzymatischem Abbau schützen und die Regeneration der Hornzellen (Keratinozyten) fördern können. Dadurch nimmt die Hautdichte zu, die Haut wird fester und elastischer. Auch die

Isoflavone des Rotklees haben östrogenartige Wirkungen. Rotklee wird zwar selten verzehrt, kommt aber immer häufiger auch in Kosmetikprodukten oder in Nahrungsergänzungsmitteln vor.
Präparate, die Phytohormone enthalten, sollten jedoch generell von Frauen, die eine Brustkrebserkrankung haben – auch wenn diese schon länger zurückliegt –, nicht eingenommen werden. Das gilt vor allem für Nahrungsergänzungsmittel und die gleichzeitige Einnahme des Medikamentes Tamoxifen. Phytohormone können nämlich die Medikamentenwirkung blockieren. Sojaprodukte dürfen normalerweise – nach Rücksprache mit dem Arzt – verzehrt werden. Auch gegen eine äußerliche Anwendung spricht nichts. In Präparaten sollte die Dosierung der Phytohormone 50 mg pro Tag nicht überschreiten.

KAKAO

Deutliche Effekte auf die Haut konnten Hautärzte der Universität Witten-Herdecke nach dreimonatigem täglichem Kakaogenuss nachweisen. 24 Teilnehmerinnen mussten dazu täglich ein großes Glas ungesüßten »Aztekenkakaos«, der mit Wasser statt mit Milch zubereitet wurde, trinken. Milch verhindert nämlich die Resorption der Polyphenole. Während die eine Hälfte eine Kakaozubereitung erhielt, die den natürlichen Kakaoinhaltsstoff Epicatechin (ein Polyphenol) in hoher Konzentration enthielt, mussten die anderen Probandinnen einen Kakao trinken, der nur geringe Spuren dieses Schutzstoffes lieferte. Bereits nach zwölf Wochen ließen sich deutliche Effekte nachweisen. Die Durchblutung stieg messbar, der Teint wurde rosiger. Die Hautdichte nahm zu, Rötung und Trockenheit bildeten sich zurück. Kakaoextrakte werden sicher zukünftig in verschiedenen Nutricosmetika enthalten sein. Wichtig ist, dass der Epicatechingehalt des Kakaos ausreichend hoch ist, um eine entsprechende Wirkung zu erzielen. Auch der tägliche Genuss eines Riegels dunkler Schokolade bewirkt Ähnliches.

NACHTKERZENÖL UND BORRETSCHÖL

Beide Öle enthalten Gamma-Linolensäure (GLS), die wichtig für die Bildung von Hautlipiden ist. Manche Menschen mit Neigung zu trockener Haut (Neurodermitis) können GLS nicht selber bilden und sind auf die Zufuhr über Nahrung oder Nahrungsergänzung angewiesen. GLS ist in der Lage, den Wasserverlust der Haut zu bremsen und die Feuchtigkeitsspeicherung zu verbessern. Wichtig: Um einen Effekt zu erzielen, müssen die Öle hoch dosiert eingenommen werden. Mindestens 1 g täglich, besser 3–4 g in Kapselform.

ASTAXANTHIN

Astaxanthin ist ein natürlicher Farbstoff, der für die Rotfärbung von Krebsen verantwortlich ist und auch aus Algen hergestellt werden kann. Astaxanthin zählt zu den Carotinoiden. Verschiedene dermatologische Effekte sind bekannt, u.a. Schutz der Haut vor UV-Schäden, Reduktion der Lichtalterung der Haut und Verbesserung der Feuchtigkeitsversorgung der Haut.

POLYPODIUM LEUCOTOMOS, PLE

Polypodium Leucotomos, kurz PLE, heißt ein Pflanzenstoff, der aus einem mittelamerikanischen Farngewächs gewonnen wird. Zahlreiche Untersuchungen konnten belegen, dass PLE – in Kapselform eingenommen oder äußerlich auf die Haut aufgetragen – die Haut vor Lichtschäden bewahren kann. Der Extrakt beugt Sonnenbränden vor, schützt die Haut vor vorzeitiger Alterung und Lichtschäden und bewahrt die Haut auch vor einer lichtbedingten Schwächung des Immunsystems. Derzeit wird der Extrakt überwiegend in der Therapie von Hauterkrankungen, die eines besonderen Lichtschutzes bedürfen, eingesetzt. Aufgrund seiner guten Lichtschutzwirkung dürfte PLE zukünftig aber auch für die (Nutri-)Kosmetikindustrie interessant sein.

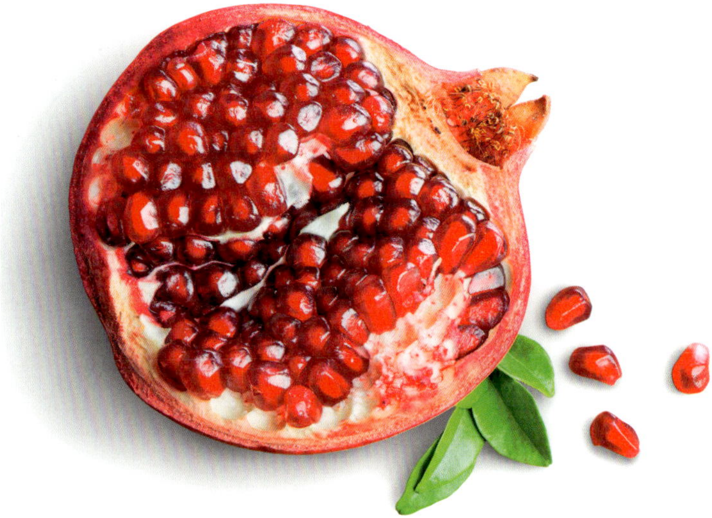

GRANATAPFEL

Granatäpfel enthalten große Mengen gesundheitsförderlicher Antioxidantien und entzündungshemmender Stoffe und haben somit ein hervorragendes Potenzial, auch die Haut vor vorzeitiger Alterung zu bewahren. In einer Studie des Ramban Medical Centers in Haifa konnte nachgewiesen werden, dass die Konzentration der Antioxidantien in Granatäpfeln die in Rotwein oder Grüntee enthaltene Menge um ein Vielfaches übertrifft.

INGWER

Ingwer ist als Gewürz nicht jedermanns Sache, aber ausgesprochen gesund. Er zählt zu den »Anti-Entzündungs-Gewürzen«. Verschiedene Inhaltsstoffe verhindern die Umwandlung von Arachidonsäure in den stark entzündungsfördernden Botenstoff Leukotrien B4. Andere Ingwerwirkstoffe können freie Radikale besser abfangen als Vitamin E. Somit kann auch Ingwer an verschiedenen Stellen in den Prozess der Hautalterung eingreifen.

OMEGA-3-FETTSÄUREN

Vor allem Fisch liefert wertvolle Omega-3-Fettsäuren, die im Körper in entzündungshemmende Botenstoffe umgewandelt werden und zusätzlich die Bildung von Entzündungsstoffen blockieren. Omega-3-Fettsäuren werden als »essentielle Fettsäuren« bezeichnet, weil unser Körper sie benötigt, um zu funktionieren, diese Fettsäuren aber nicht selbst herstellen kann. Omega-3-Fettsäuren haben einen positiven Effekt auf den Feuchtigkeitshaushalt der Haut. Zusammen mit den Gamma-Linolensäuren sind sie in der Lage, die Kittsubstanz der Hornschicht zu regenerieren und zu stabilisieren. Dadurch verhindern sie den Feuchtigkeitsverlust der Haut und tragen so dazu bei, die Haut gesund und glatt zu erhalten.

FAZIT:

Bei regelmäßiger, ausreichend hoch dosierter Einnahme sind positive Effekte zu erwarten, aber eher in Bezug auf eine zukünftige Verzögerung der Hautalterung als in der Beseitigung bestehender Falten. Nutricosmetica können eine gute Ergänzung zu Ernährung, Hautpflege und Lichtschutzpräparaten sein.

Vitamine, Mineralstoffe und Spurenelemente

VITAMIN A (RETINOL, CAROTINOIDE)

Bedeutung für die Haut: Vitamin A ist ein Antioxidans und stimuliert das Immunsystem. Es ist für die normale Entwicklung von Geweben, insbesondere der Zellerneuerung und Wundheilung der Haut wichtig. Vitamin A wirkt regulierend auf übermäßige Verhornungen und hat einen günstigen Einfluss auf Zellteilung und Regeneration. Es glättet die Haut und beugt Austrocknung und Abschuppung vor. Auch bei der Jungerhaltung der Haut spielt Vitamin A eine wichtige Rolle. So ist Vitamin-A-Säure nicht nur bei Jugendlichen ein wirksames Mittel gegen Akne, sondern kann – örtlich angewendet – auch bei älteren Menschen Fältchen mindern. Unter dem Einfluss von Sonnenlicht verringert sich der Vitamin-A-Gehalt der Haut. Eine ausreichende Zufuhr von Vitamin A, z. B. in Form einer retinolhaltigen Creme, kann Sonnenschäden verringern.

Hautkrankheiten, bei denen Vitamin A helfen kann: Akne vulgaris, Allergien, Psoriasis, übermäßige Verhornungen, Steigerung der Abwehrkräfte

Mangelsymptome: Typische Hautsymptome, die auf einen Vitamin-A-Mangel hindeuten, sind trockene, schuppige Haut, glanzloses Haar, brüchige Fingernägel. Besondere Bedeutung hat Vitamin A für das Sehen im Dunkeln. Typisch für einen Vitamin-A-Mangel sind deshalb auch Sehschwierigkeiten in der Dämmerung oder sogar Nachtblindheit.

Vorsicht: Schwangere Frauen dürfen keine hohen Vitamin-A-Dosen einnehmen, da die Gefahr von Missbildung des ungeborenen Kindes besteht.

Vorkommen: Vitamin A kommt in verschiedenen Formen vor. Das Vitamin A aus tierischen Lebensmitteln (Leber, Eier, Käse) wird als Retinol bezeichnet. Pflanzliche Vitamin-A-Vorstufen sind die Carotinoide, die im Körper in Vitamin A umgewandelt werden können. Im Gegensatz zu Vitamin A aus tierischen Lebensmitteln ist eine Überdosierung bei diesen Vitamin-A-Vorstufen ausgeschlossen. Der Körper wandelt nur so viel um, wie er benötigt. Eines der aktivsten Antioxidantien ist sicher Betacarotin. Ist es im Körper ausreichend vorhanden, kann es dazu beitragen, Sonnenschäden der Haut gering zu halten. Die Einnahme von isoliertem Betacarotin in Form von Tabletten (»Bräunungstabletten«) ist allerdings umstritten. Besser und gesünder ist hier die Zufuhr aus betacarotinreichen Nahrungsmitteln, z. B. in Form von Karottensaft (siehe auch Seite 76).

Tagesdosis zur Vermeidung von Mangelzuständen: 1 mg (Vorsicht ist in der Schwangerschaft geboten!)

VITAMIN B1 (THIAMIN)

Bedeutung für die Haut: Vitamin B1 hat zunächst keinen direkten Bezug zur Haut. Thiamin ist vor allem wichtig für den Zuckerstoffwechsel und beeinflusst hierdurch indirekt die Hautalterung. Vitamin B1 beschleunigt die Verarbeitung von Glukose (Zucker) und senkt den Blutzuckerspiegel. Dadurch wird das Risiko einer Glykierung der Kollagenfasern gesenkt. Bei einem Vitamin-B1-Mangel ist der Abbau des Zuckers deutlich verlangsamt. Außerdem erfüllt Vitamin B1 auch wichtige Aufgaben im Nervensystem. Eine hoch dosierte Vitamin-B-Gabe bessert häufig die Schmerzen nach einer Gürtelrose (Zoster).

Hautkrankheiten, bei denen Vitamin B1 helfen kann: Schutz vor Hautalterung, Behandlung von Nervenschmerzen, z. B. nach Gürtelrose

Mangelsymptome: Es sind keine typischen Mangelsymptome an der Haut bekannt. Bei einem Vitamin-B1-Mangel kommt es vor allem zu Störungen des Nervensystems, Muskelabbau und Herzmuskelschwäche (Beri-Beri-Krankheit).

Vorkommen: Haferflocken, Weizen- und Roggen-Vollkornmehl (nicht im ausgemahlenen Mehl!), Vollkornreis (nicht im polierten Reis), Mais, grüne Erbsen

Tagesdosis zur Vermeidung von Mangelzuständen: 1,0–1,5 mg
Therapeutische Dosis: 3–5 mg

VITAMIN B2 (RIBOFLAVIN)

Bedeutung für die Haut: Bereits bei einem leichten Vitamin-B2-Mangel kann es zu einer vermehrten Verhornung und Schuppung in den Hautfalten zwischen Nase und Mund (Nasolabialfalte) kommen. Auch eingerissene Mundwinkel und Mundschleimhautentzündungen können auf einen Vitamin-B2-Mangel hinweisen.

Vorkommen: Käse (Gorgonzola, Emmentaler), Rindfleisch, Grünkohl, Hering, Vollmilch, Hühnerfleisch, Hülsenfrüchte

Tagesdosis zur Vermeidung von Mangelzuständen: 1,2–5 mg
Therapeutische Dosis: 10–15 mg

VITAMIN B3 (NIACIN)

Bedeutung für die Haut: Bei einem Vitamin-B3-Mangel treten vor allem an Körperstellen, die der Sonne ausgesetzt sind, Rötungen und Schuppung auf. Auch aufgesprungene Lippen können auf einen Vitamin-B3-Mangel hinweisen. Das Vitamin spielt außerdem bei der Abwehr freier Radikale eine wichtige Rolle.

Mangelsymptome: Haut- und Schleimhautveränderungen

Vorkommen: enthalten in Kalbsleber, Erdnüssen, Thunfisch, Hühnerfleisch

Tagesdosis zur Vermeidung von Mangelzuständen: 15–20 mg
Therapeutische Dosis: 40–50 mg

VITAMIN B6 (PYRIDOXIN)

Bedeutung für die Haut: Vitamin B6 ist vor allem für den Eiweißstoffwechsel wichtig, denn das Vitamin beeinflusst die Quervernetzung des Bindegewebes und somit auch die Elastizität der Haut. Bei einem Vitamin-B6-Mangel kann es zu einer sogenannten seborrhoischen Dermatitis mit Rötung und Schuppung um Augen, Nase und Mund kommen. Auch Entzündungen an den Lippen sowie eingerissene Mundwinkel können auf einen Vitamin-B6-Mangel hindeuten.

Mangelsymptome: Neben Hautentzündungen treten häufig Nervosität, Schlaflosigkeit und Störungen der Sensibilität auf. Häufig kommt es zu einer Abwehrschwäche. Bei einem Mangel besteht ein erhöhtes Risiko für Herz-Kreislauf-Erkrankungen.

Vorkommen: Fisch, Hühnerfleisch, Hülsenfrüchte, Reis, Kartoffeln, Avocado, Erdnüsse, Getreideprodukte

Tagesdosis zur Vermeidung von Mangelzuständen: 1,5–2,0 mg
Therapeutische Dosis: 4–6 mg

VITAMIN B12 (COBALAMIN)

Bedeutung für die Haut: Vitamin B12 ist essenziell für eine ganze Reihe von Syntheseleistungen der Zellen, denn es ist am Eiweiß- und Aminosäure-Stoffwechsel beteiligt und beeinflusst Wachstum, Reifung und Teilung der Zellen. Eine ausreichende Versorgung mit diesem Vitamin ist deshalb für alle Zellen, die sich schnell teilen, wie etwa die Hautzellen, wichtig. Bei einem Mangel kann es zu einer sogenannten seborrhoischen Dermatitis (Schuppung und Rötung an Augenbrauen, Nase und Nasolabialfalte) kommen.

Hautkrankheiten, bei denen Vitamin B12 helfen kann: Seborrhoische Dermatitis, unterstützende Therapie bei Gürtelrosenschmerzen (Herpes Zoster)

Mangelsymptome: Blutarmut (perniziöse Anämie), Nervenstörungen. Bei einem Mangel kann es zu ausgeprägten Hyperpigmentierungen (Pigmentflecken) kommen.

Vorkommen: Vitamin B12 kommt fast ausschließlich in Produkten tierischen Ursprungs vor. Gute Quellen sind Innereien (darauf sollten Sie wegen des hohen Arachidonsäuregehaltes aber besser verzichten), Hering, Forelle, Schweine- und Rindfleisch, Eier, Käse, Milch. Besonders bei Vegetariern besteht deshalb das Risiko eines Vitamin-B12-Mangels.

Tagesdosis zur Vermeidung von Mangelzuständen: 2µg
Therapeutische Dosis: 4–6 µg

Achtung: Bei Akne sollten alle Vitamine der B-Gruppe nicht bzw. nur in niedriger Dosierung eingenommen werden, denn sie regen das Wachstum der Aknebakterien an. Oft führen die bei Akne empfohlenen Hefetabletten nicht zu einer Besserung, sondern sogar zu einer Verschlechterung des Hautbildes. Verantwortlich dafür ist der hohe Vitamin-B-Anteil der Hefe.

VITAMIN C (ASCORBINSÄURE)

Bedeutung für die Haut: Vitamin C ist eines der wichtigsten Antioxidantien. Es fängt sogenannte freie Radikale ab und bremst dadurch den Alterungsprozess der Haut. Vitamin C spielt außerdem eine wichtige Rolle bei der Proteinsynthese und der Kollagenbildung im Bindegewebe. Eine ausreichende Zufuhr von Vitamin C hält das Bindegewebe elastisch und straff und fördert die Fähigkeit, Feuchtigkeit zu binden. Vitamin C hemmt das Enzym Tyrosinase, das vor allem bei der Hautpigmentbildung eine wichtige Rolle spielt. Dadurch wird die Melaninproduktion verlangsamt, die Haut aufgehellt und Pigmentverschiebungen und Altersflecken verblassen. Inzwischen kann Vitamin C, das normalerweise sehr empfindlich auf äußere Einflüsse reagiert, in Kosmetika stabilisiert werden. Nach einer Einwirkzeit wird es in die Zellen aufgenommen und kann nicht mehr abgewaschen werden. Dadurch kann es die Hautzellen auch noch Tage nach der Anwendung vor Schäden schützen.

Mangelsymptome: Ein langfristiger Vitamin-C-Mangel führt zu Skorbut. Erste Symptome sind oft Muskelschwäche, Müdigkeit, Abgeschlagenheit und erhöhte Infektanfälligkeit. Eine erhöhte Blutungsneigung ist ebenfalls Folge eines Vitamin-C-Mangels. Es kommt zu Blutungen in Haut, Zahnfleisch, Gelenken und Muskulatur. Das Zahnfleisch entzündet sich, Zähne können ausfallen. Durch die Beeinflussung des Kollagenstoffwechsels führt ein Vitamin-C-Mangel auch zu Wundheilungsstörungen und bei Kleinkindern zu einer Beeinträchtigung des Knochenwachstums.

Hautkrankheiten, bei denen Vitamin C helfen kann: Venenerkrankungen, Gefäßentzündungen, Allergien, Aphten, Lippenherpes, Wundheilungsstörungen, Zahnfleischbluten

Vorkommen: Kohlrabi, Rotkohl, Zwiebeln, Brokkoli, Grünkohl, Rosenkohl, Fenchelgemüse, rote Paprika, Kartoffeln, Weintrauben, Himbeeren, Johannisbeeren, Orangen, Papaya, Pfirsiche, Stachelbeeren, Äpfel, Erdbeeren, Grapefruit, Hagebutten, Kiwis, Mangos, Melonen und Zitronen

Tagesdosis zur Vermeidung von Mangelzuständen: 75 mg
Therapeutische Dosis: 250–1000 mg

VITAMIN E (TOCOPHEROL)

Bedeutung für die Haut: Vitamin E ist ein fettlösliches Antioxidans und inzwischen in den meisten Sonnenschutzprodukten sowie Hautcremes enthalten. Vitamin E ist nicht nur ein wirksamer Radikalenfänger, sondern reines Vitamin E hat selbst einen – wenn auch geringen – Lichtschutzfaktor. Dieser liegt etwa bei LSF 3. Allerdings lässt sich der Hautschutz nur durch Auftragen, nicht aber durch die hoch dosierte Einnahme von Vitamin E erreichen. Unter dem Einfluss von UV-Strahlen verringert sich die Vitamin-E-Konzentration in der Haut um bis zu 50 Prozent. Günstig ist es deshalb, die Haut schon vor dem Sonnenbaden mit Vitamin E abzusättigen. Nach dem Sonnenbaden aufgetragen kann reines Vitamin-E-Öl sogar Sonnenbrände mildern. In Form von Tocopherolacetat gelangt es gut in die Epidermis. Dort wird freies Vitamin E abgespalten, das in die Zellwand eingelagert werden kann und diese vor den Angriffen freier Radikale schützt. Vitamin E kann seine volle Wirkung allerdings nur dann entfalten, wenn es hoch dosiert aufgetragen wird. In vielen kosmetischen Produkten ist es aber nur schwer zu stabilisieren, und die Konzentration ist häufig sehr niedrig. In Kosmetikprodukten kommt Vitamin E in Konzentrationen zwischen 0,2 Prozent und 15 Prozent vor. Eine günstige Wirkung auf die Haut ist aber erst ab einer Konzentration von mindestens 0,5 Prozent zu erwarten.

Hautkrankheiten, bei denen Vitamin E helfen kann: Akne vulgaris (in Verbindung mit Selen), Hautalterung

Mangelsymptome: Ein Vitamin-E-Mangel kann zu Veränderungen im kollagenen Bindegewebe führen. Bei Sklerodermie und anderen Bindegewebserkrankungen kann ein Versuch mit Vitamin E deshalb sinnvoll sein. Fehlt Vitamin E, kann es zu Netzhautschäden im Auge und schlimmstenfalls zu Blindheit kommen. Vitamin E beeinflusst auch die Blutbildung und das Nervensystem. Blutarmut und neurologische Störungen sind deshalb weitere Anzeichen eines Vitamin-E-Mangels.

Vorkommen: Gurken (mit Schale), Blumenkohl, Grünkohl, Spinat, Zucchini (mit Schale), Avocado, Datteln, Nüsse, Mango, Weizenkeimöl, Maiskeimöl, Distelöl, Sonnenblumenöl, Olivenöl, Traubenkernöl

Tagesdosis zur Vermeidung von Mangelzuständen: 10–20 mg
Therapeutische Dosis: 25–40 mg

Übrigens: Wenn Sie Fischöl oder Alpha-Linolensäure als Nahrungsergänzung für die Haut verwenden, sollten Sie täglich mindestens 100–150 I.E. Vitamin E einnehmen, um die empfindlichen Fettsäuren zu schützen.

VITAMIN H (BIOTIN)

Bedeutung für die Haut: Biotin wird nicht umsonst als »Haut- und Haarvitamin« bezeichnet. Biotin spielt eine besondere Rolle im Eiweißstoffwechsel des Körpers und fördert so die ständige Erneuerung und den Gewebeaufbau. Haut, Haare und Fingernägel sind auf eine ausreichende Zufuhr von Schwefel angewiesen. Biotin unterstützt den Transport dieses Nährstoffs in die Zellen. Biotin reguliert auch die Fettproduktion der Talgdrüsen. Fehlt Biotin, kommt es zu einer sogenannten Seborrhoe, das heißt Haut und Haare werden schneller fettig. Das Vitamin ist neben der Bildung von Hautgeweben auch an der Produktion männlicher Sexualhormone und von Blutzellen beteiligt. Eine ganz besondere Bedeutung hat

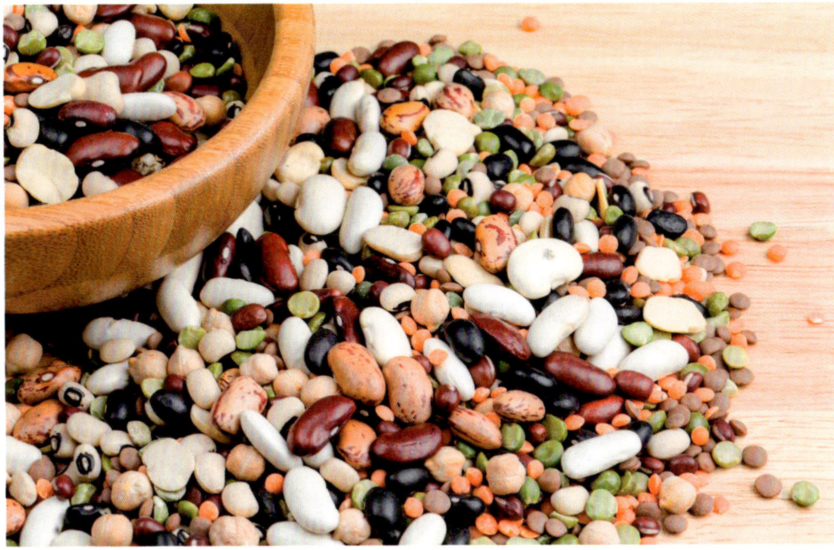

Hülsenfrüchte liefern wertvolle Nährstoffe für Haut und Haare.

Biotin für die Festigkeit der Fingernägel. In einer Schweizer Studie erhielten 32 Teilnehmer für sechs bis neun Monate ein Biotinpräparat, das 25 mg Biotin enthielt. Die Dicke der Fingernägel nahm in dieser Zeit um 25 Prozent zu und die Brüchigkeit entsprechend ab.

Hautkrankheiten, bei denen Biotin helfen kann: Haarausfall, brüchige Fingernägel, Rosacea

Mangelsymptome: Unter Biotinmangel kommt es zu Rötung, Schuppung und gestörter Talgproduktion der Haut.

Vorkommen: Hülsenfrüchte (Erbsen, Linsen, Bohnen, Soja), Eigelb, Nüsse, Haferflocken

Tagesdosis zur Vermeidung von Mangelzuständen: 0,03–0,1 mg
Therapeutische Dosis: 2,5–10 mg

ZINK

Bedeutung für die Haut: Zink ist Bestandteil von mehr als 300 wichtigen Enzymen unseres Körpers und somit an zahlreichen Stoffwechselprozessen beteiligt. Vor allem durch seine Bedeutung für die Zellteilung, den Eiweißstoffwechsel, das Immunsystem und antioxidative Schutzenzyme spielt Zink eine wichtige Rolle für Haut und Haare.

Mangelsymptome: Wundheilungsstörung, Schuppenbildung, Haarausfall, weiße Flecken auf den Nägeln, erhöhte Infektanfälligkeit, Geruchs- und Geschmacksstörungen

Hautkrankheiten, bei denen Zink helfen kann: Akne, Haarausfall (kreisrunder und diffuser Haarausfall), Neurodermitis, Wundheilungsstörungen, Herpesinfektionen

Vorkommen: Austern, Weizenkeime, Rindfleisch, Käse, Nüsse

Tagesdosis zur Vermeidung von Mangelzuständen: 12–15 mg
Therapeutische Dosis: 25–100 mg

KUPFER

Bedeutung für die Haut: Kupfer zählt zu den Spurenelementen, die eine wichtige Funktion für die Anregung der Kollagen- und Elastinbildung haben. Bei Kupfermangel kommt es zu einer vorzeitigen Erschlaffung des Bindegewebes.
Kupfer wirkt nicht nur von innen, sondern scheint auch äußerlich angewendet eine gewisse hautschützende Wirkung zu haben. In einer Anwendungsbeobachtung der Universität Hamburg konnte festgestellt werden, dass eine kupferhaltige Creme kleine Linien und Fältchen deutlich reduziert.

Mangelsymptome: Pigmentstörungen an Haut und Haaren, Infektanfälligkeit, Blutarmut

Hautkrankheiten, bei denen Kupfer helfen kann: Entzündliche Hautkrankheiten wie Schuppenflechte und Neurodermitis

Vorkommen: Austern, Haselnüsse, dunkle Schokolade, Kakao, Meeresfrüchte, Hülsenfrüchte

Tagesdosis zur Vermeidung von Mangelzuständen: 1–1,5 mg
Therapeutische Dosis: 3 mg (möglichst zusammen mit Zink im Verhältnis 1:10)

COENZYM Q10

Bedeutung für die Haut: Coenzym Q10 (Ubichinon) kommt in nahezu allen Geweben vor und hat hier zwei bedeutende Funktionen: Es spielt eine wichtige Rolle bei der Energiegewinnung und ist ein bedeutender Schutzstoff (Antioxidans) gegen freie Radikale. Coenzym Q10 neutralisiert freie Sauerstoffradikale und schützt so die Zellen vor Beschädigung oder vorzeitiger Alterung. Allerdings existieren derzeit nur wenige wissenschaftliche Daten zum Einsatz von Coenzym Q10 gegen vorzeitige Hautalterung. Aufgrund der Bedeutung für die Energiegewinnung und als Antioxidans ist es jedoch sehr wahrscheinlich, dass Q10 auch günstige Effekte auf die Haut hat. Normalerweise wird Coenzym Q10 in ausreichender Menge im Körper gebildet, doch im Alter, bei Fehlernährung oder bei der Einnahme cholesterinsenkender Medikamente ist die Versorgung nicht ausreichend sichergestellt.

Vorkommen: Hülsenfrüchte, Soja, Eier, Fisch (vor allem fette Fische wie Sardinen oder Makrelen), Fleisch, Mais und Nüsse

Tagesdosis zur Vermeidung von Mangelzuständen: Für gesunde Menschen mit ausgewogener Ernährung scheint nach dem derzeitigen Stand der Forschung eine zusätzliche Coenzym-Q10-Einnahme nicht notwendig zu sein, Risikogruppen profitieren hingegen von einer Substitution. Ihnen wird eine Tagesdosis von 10 bis 30 mg Q10 empfohlen.

WERDEN SIE IHR EIGENER ENTZÜNDUNGSDETEKTIV

Entzündungsauslöser sowie die Mikro-Entzündungen selber lassen sich mithilfe bestimmter Laborwerte nachweisen. Hier finden Sie die wichtigsten im Überblick. Leider werden die Kosten der meisten Analysen nicht von den gesetzlichen Krankenkassen übernommen. Klären Sie deshalb besser im Vorfeld die Kosten mit Ihrem Arzt bzw. dem Labor ab.

Bestimmung des hs-CRP und individuelle Testauswertung

Altern ist, wie Sie jetzt wissen, ein Entzündungsprozess. Die »Brandherde« können sich überall in Ihrem Körper verbergen. Oft gestaltet sich das Auffinden dieser Entzündungen wie die Suche nach der Stecknadel im Heuhaufen, denn es sind meist nicht die starken, auf den ersten Blick sichtbaren Entzündungen, um die es hier geht. Diese würden wir mit entsprechenden Therapien normalerweise sofort behandeln. Für die Hautalterung sind vielmehr die kleinen chronischen Entzündungsherde entscheidend, von denen Sie im Alltag nichts spüren. Diese gilt es aufzuspüren. Jeder Kriminalbeamte weiß, dass es bei der Aufklärung eines Verbrechens oftmals auf kleinste Spuren und Hinweise ankommt. Ähnlich müssen Sie vorgehen, wenn Sie auf die Suche nach den »Brandstiftern« in Ihrem Körper gehen.

Bis vor einigen Jahren war es mit den zur Verfügung stehenden Tests und Untersuchungen nicht möglich, diese für das Auge unsichtbaren Reaktionen zu messen. Seit Kurzem gibt es aber spezielle, hochempfindliche Untersuchungsmethoden, mit deren Hilfe kleinste Entzündungsherde im Körper und unter der Haut aufgespürt werden können. Daneben gibt es neue Möglichkeiten herauszufinden, ob Sie mit Ihrer Ernährung große

Mengen entzündungsfördernder »Brandstifter« oder hauptsächlich Nahrungsmittel, die Entzündungen eindämmen, zu sich nehmen. Aufgrund dieser neuen Untersuchungsmöglichkeiten kann man heute gut vorhersagen, wie stark Ihre Haut und Ihr gesamter Organismus Faktoren ausgesetzt sind, die Alterungsvorgänge beschleunigen. Sie können dann selber entscheiden, ob Sie mit dem Tempo der Alterung zufrieden sind oder ob Sie durch Ernährung, Nahrungsergänzung und Lebensstil die Geschwindigkeit dieser Vorgänge bremsen möchten. Wie Sie das tun können, werden wir im folgenden Kapitel noch näher ausführen.
Zur Beurteilung des Entzündungsgeschehens und der Geschwindigkeit der Hautalterung stehen Ihnen vier Tests zur Verfügung. Wir empfehlen Ihnen zunächst folgende Untersuchung bei Ihrem Arzt: die Bestimmung des hs-CRP.

HS-CRP – DER HOCHEMPFINDLICHE ENTZÜNDUNGSMARKER

CRP (C-reaktives Protein) ist ein seit längerer Zeit bekannter Laborwert. Er wird zur Diagnostik immer dann herangezogen, wenn man den Verdacht hat, dass eine Erkrankung und Entzündung durch Bakterien hervorgerufen wird. Dieser Wert kann bei schweren Entzündungen um das mehr als 100-Fache innerhalb eines Tages ansteigen. Zur Bestimmung dieser starken Entzündungen sind die herkömmlichen Tests gut geeignet. Bisher war es aber nicht möglich, kleinste, schwelende Entzündungen, wie sie zum Beispiel für die Hautalterung von Bedeutung sind, mit diesem Test nachzuweisen. Dazu war er einfach nicht empfindlich genug.
Seit Kurzem gibt es aber einen verfeinerten CRP-Test, der die Bezeichnung hs-CRP trägt. »hs« bedeutet »hochsensitiv«, also sehr empfindlich. Mit dieser Untersuchung lassen sich erstmals auch minimale Entzündungen feststellen. Zur Bestimmung dieses Wertes müssen Sie sich bei Ihrem Arzt nur wenige Milliliter Blut abnehmen lassen. Achten Sie aber darauf, dass auch wirklich das hs-CRP und nicht nur das übliche CRP bestimmt wird. Anhand des hs-CRP-Wertes können Sie selbst Ihr Risiko für eine vorzeitige Hautalterung ablesen. Ein erhöhter hs-CRP-Wert gilt auch als Risikofaktor für Gefäßverkalkung.

So interpretieren Sie Ihre Messwerte:

- Ihr hs-CRP beträgt weniger als 1 mg/l: Herzlichen Glückwunsch, das ist sehr niedrig. Ihre Haut ist vor vorzeitiger Alterung relativ gut geschützt.
- Ihr hs-CRP beträgt zwischen 1 mg/l und 3 mg/l: Ihr hs-CRP-Wert liegt im mittleren Bereich. Ihre Haut altert, wenn Sie den Wert in diesem Bereich halten, durchschnittlich schnell. Versuchen Sie, durch Ihren Lebensstil und durch Ihre Ernährung den Wert weiter zu senken.
- Ihr hs-CRP liegt zwischen 3 mg/l und 5 mg/l: Vorsicht! Die Gefahr einer frühzeitigen Faltenbildung ist bei Ihnen erhöht. Es ist aber möglich, durch Umstellung auf eine entzündungshemmende Ernährung und durch eine Änderung des Lebensstils (nicht rauchen, Sonnenschutz etc.) den Wert dauerhaft zu senken. Lassen Sie den Wert nach vier Wochen noch einmal kontrollieren.
- Ihr hs-CRP liegt dauerhaft deutlich über 5 mg/l: Sprechen Sie in diesem Fall mit Ihrem Arzt und lassen Sie sich beraten, ob eine weitere Diagnostik notwendig ist.

Bestimmung des TAS-Werts und individuelle Testauswertung

TAS-WERT (TOTALER-ANTIOXIDANTIEN-STATUS) – MARKER FÜR DIE SCHUTZKAPAZITÄT

Sie wissen, dass freie Radikale täglich milliardenfach in unserem Körper entstehen. Sie greifen die Zellen an, verursachen Entzündungen im Körper und unter der Haut und beschleunigen insgesamt Alterungsvorgänge.
Die Verteidigungsbereitschaft Ihres Körpers gegen freie Radikale können Sie anhand des sogenannten TAS-Wertes bestimmen lassen. Dieser Test, für den nur eine Blutentnahme von wenigen Millilitern nötig ist und den Sie bei jedem Allgemeinmediziner durchführen lassen können, überprüft die Schutzmechanismen des Organismus. Dazu zählen sowohl körpereigene Schutzsysteme (Enzyme und spezielle Eiweiße) als auch Schutzstoffe (Vitamine, Spurenelemente, sekundäre Pflanzenstoffe).

WAS WIR IHNEN RATEN

Personen, die überwiegend Obst und Gemüse mit hohen Schutzwerten (ORAC-Werten) zu sich nehmen, können die antioxidative Kapazität in ihrem Blut um bis zu 25 Prozent steigern. Greifen Sie deshalb regelmäßig zu dunklen Beeren, den entsprechenden Säften, Tees und schutzstoffreichen Gemüsesorten.

So interpretieren Sie Ihre Messwerte:

- Ihr TAS-Wert liegt über 1,7 mmol/l: Ihre Schutzarmee ist gut aufgestellt und hat genügend Reserven, um mit dem täglichen Angriff der freien Radikale fertig zu werden. Die Bedingungen für Ihre Haut, lange jung zu bleiben, sind sehr gut, wenn auch die anderen Werte im Normbereich liegen.
- Ihr TAS-Wert liegt zwischen 1,3 und 1,7 mmol/l: Ihre Schutzkapazität liegt im Normbereich. Durch eine antioxidantienreiche Ernährung können Sie Ihren TAS-Wert möglicherweise noch erhöhen.
- Ihr TAS-Wert liegt unter 1,3 mmol/l: Dies kann auf eine erhöhte Produktion von freien Radikalen, bedingt durch Krankheiten oder den Lebensstil, oder auf eine zu geringe Aufnahme von Antioxidantien hindeuten. Es besteht die Gefahr einer vorzeitigen Hautalterung.

Bestimmung des Fettsäurequotienten und individuelle Testauswertung

AA/EPA – DER FETTSÄUREQUOTIENT

Omega-6-Fettsäuren können Entzündungsprozesse in unserem Körper anheizen, während Omega-3-Fettsäuren das Entzündungsgeschehen günstig beeinflussen und den Entzündungsstress der Haut reduzieren. Wichtig für die Hautalterung ist das Verhältnis zwischen der entzündungsfördernden Arachidonsäure (AA) – die aus Omega-6-Fettsäuren gebildet oder mit der Nahrung aufgenommen wird – und der entzündungshemmenden Eicosapentaensäure (EPA) – die aus der wertvollen Omega-3-Fett-

säure gebildet wird. Der Quotient aus den beiden Fettsäuren (AA/EPA) sollte möglichst niedrig sein.
Der Fettsäurequotient wird durch eine Blutuntersuchung ermittelt. Das Verhältnis der beiden Fettsäuren im Blut spiegelt die Anteile der Fettsäuren in unserer Nahrung wider.

So interpretieren Sie Ihre Messwerte:

- Ihr AA/EPA-Quotient liegt zwischen 2 und 3: Sie haben einen idealen Fettsäurequotienten, der einer vorzeitigen Hautalterung wirksam vorbeugt. Etwa in diesem Bereich liegt der AA/EPA-Quotient bei den meisten Japanern, die sich nicht nur durch Gesundheit und besondere Langlebigkeit auszeichnen, sondern häufig auch über eine beneidenswerte Haut verfügen.
- Ihr AA/EPA-Quotient liegt zwischen 3 und 6: Ihr Fettsäurequotient liegt noch im Toleranzbereich. Durch eine einfache Umstellung der Ernährung, wie wir sie in diesem Buch beschreiben, lässt sich dieser Quotient noch verbessern.
- Ihr AA/EPA-Quotient liegt zwischen 6 und 10: Achtung: Bei Ihnen überwiegen die entzündungsfördernden Fettsäuren deutlich. Wahrscheinlich verzehren Sie relativ häufig Fleisch und Fleischprodukte und nur selten Fisch und pflanzliche Öle. Für Sie sind die Ernährungsempfehlungen in diesem Buch sehr wichtig. Sie sollten durch eine Umstellung der Ernährung sowie durch Nahrungsergänzungsmittel den Fettsäurequotienten in den sicheren Bereich bringen.
- Ihr AA/EPA-Quotient liegt über 10: Vorsicht! Durch Ihren Lebensstil forcieren Sie Entzündungen und somit die Alterung Ihrer Haut und Ihres gesamten Organismus. Es ist höchste Zeit, dass Sie Ihr Ernährungsverhalten gründlich überdenken.

Überprüfung des Zuckerstoffwechsels und individuelle Testauswertung

BLUTZUCKER UND BLUTZUCKERGEDÄCHTNIS – WICHTIG FÜR DEN ZUCKERSTOFFWECHSEL

Ein wichtiger Test ist die Überprüfung des Zuckerstoffwechsels. Auf die Gefahr eines regelmäßig überhöhten Zuckerkonsums und auf die negativen Auswirkungen eines ständig erhöhten Insulinspiegels auf Hautstruktur und Hautalterung haben wir bereits hingewiesen. Mit der Bestimmung des Nüchternblutzuckers können Sie überprüfen, ob bei Ihnen bereits eine Zuckerverwertungsstörung vorliegt. Beim Gesunden sollte dieser Wert zwischen 70 und 100 mg/dl (4–5,5 mmol/l) liegen. Der Nüchternblutzucker gibt aber nur eine Momentaufnahme wieder.

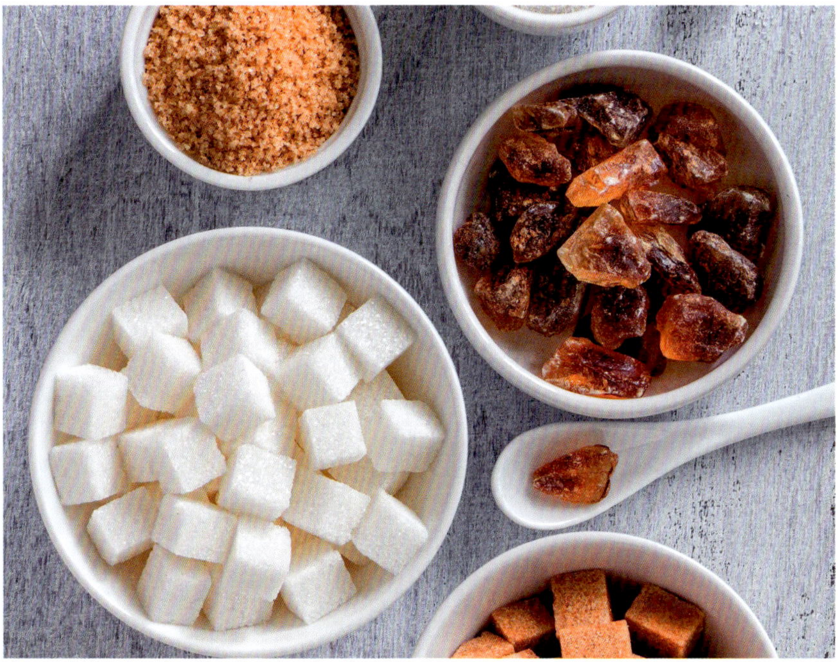

Zucker beschleunigt die Hautalterung.

Interessant ist deshalb auch das Blutzuckergedächtnis, das sogenannte »glykierte Hämoglobin« (HbA1c). Übersetzen könnte man den Begriff mit »verzuckertem Blutfarbstoff«. Anhand des Wertes lässt sich ablesen, wie der durchschnittliche Blutzucker in den letzten 2 Monaten war. Beim Gesunden liegt der Wert etwa bei 5 Prozent. Liegt das HbA1c aber über 6 Prozent, sollten Sie Ihren Zuckerstoffwechsel noch einmal von Ihrem Hausarzt überprüfen lassen. Tests zum Nüchternblutzucker und »glykierten Hämoglobin« kann jeder Allgemeinmediziner durchführen.

So interpretieren Sie Ihre Messwerte

- Ihr Nüchtern-Blutzuckerwert liegt unter 100 mg/dl, Ihr HbA1c beträgt nicht mehr als 5 Prozent: Ihr Zuckerstoffwechsel ist in Ordnung. Dennoch sollten Sie bei Kohlenhydraten auf den glykämischen Index achten, weil Nahrungsmittel mit hohem glykämischem Index stets eine starke Insulinausschüttung bewirken und dadurch Entzündungen fördern. Längerfristig erhöhen diese Nahrungsmittel auch das Risiko für Übergewicht und Zuckerkrankheit.
- Ihr Nüchternblutzucker liegt zwischen 100 und 125 mg/dl und/oder Ihr HbA1c liegt über 5 aber noch unter 6,2 Prozent: Lassen Sie Ihre Werte noch einmal im Abstand von 14 Tagen kontrollieren. Achten Sie darauf, dass Sie wirklich nüchtern sind, d. h. mindestens acht Stunden nichts gegessen und nur Wasser getrunken haben.
- Ihr Nüchternblutzucker liegt zweimal über 126 mg/dl und/oder Ihr HbA1c liegt über 6,2 Prozent: Lassen Sie Ihren Zuckerstoffwechsel von einem Internisten überprüfen.

DIE AUTOREN

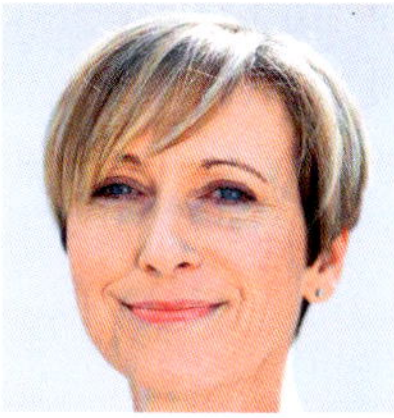

Prof. Dr. Michaela Axt-Gadermann ist Hautfachärztin, Sportmedizinerin und Professorin für Gesundheitsförderung an der Hochschule Coburg. Sie ist Autorin zahlreicher Fachartikel und Ratgeber zu Gesundheitsthemen, unter anderem der Bestseller *Vom Glück der Faulheit* und *Schlank mit Darm*.

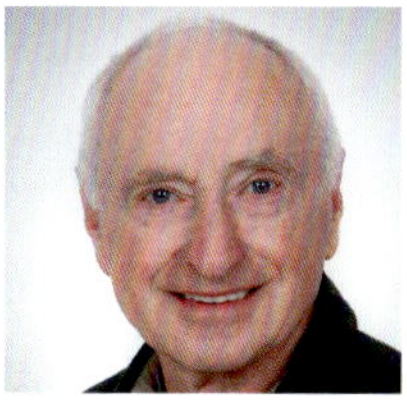

Prof. Dr. Peter Axt ist Gesundheitswissenschaftler und Autor/Co-Autor zahlreicher Bücher und Aufsätze in Fach- und Publikumszeitschriften. Er hält Vorträge und Seminare überwiegend zu den Themen Gesundheit und Prävention.

BILDNACHWEIS

Foto Prof. Dr. Michaela Axt-Gadermann: Christian Sauter
Foto Prof. Dr. Peter Axt: Sabrina Diegelmann

Alle Bilder von Shutterstock.com: Seite 17 – udra11, Seite 21 – Kzenon, Seite 22/23 – ANCH, Seite 33 – Geo-grafika, Seite 39 – HandmadePictures, Seite 41 – Dionisvera, Seite 43 – NataliTerr und Madlen, Seite 49 – Pressmaster, Seite 57 – teleginatania, Seite 63 – Maridav, Seite 75 – Ollinka, Seite 80 – Anna Hoychuk, Seite 86 – Kiattipong, Seite 91 – Dream79, Seite 95 – Alina R, Seite 98 – mythja, Seite 108 – Lev Kropotov, Seite 117 – Davide Trolli, Seite 125 – Sunny Forest

Illustration Seite 70 – Claudia S. Sanna

LITERATUR

Adebamowo HC et al. (2005) High school dietary dairy intake and teenage acne. Journal of the American Academy of Dermatology. 52(2): 207–214.

Ahmad Nihal, Mukhtar H (2001) Cutaneous photochemoprotection by green tea. A brief review. Skin Pharmacol Appl Skin Physiol 14 (2): 69–76.

Archer, V. E. (2003) Does dietary sugar and fat influence longevity? Medical Hypotheses 60 (6) 924–929.

Axt-Gadermann M, Firsching N (2012) Attraktivität als Motivationsfaktor für gesundheitsförderliches Verhalten. Präv Gesundheitsf 7: 18–23.

Axt-Gadermann M (2010) Die Wellness-Faktoren des Grünen, Schwarzen und Weißen Tees: Tee als Quelle für entspannte Wachsamkeit und Schönheit von innen und außen. Wissenschaftlicher Informationsdienst Tee. Ausgabe 1/2010.

Biesalski HK, Hemmes C, Hopfenmuller W et al. (1996) Effects of controlled exposure of sunlight on plasma and skin levels of beta-carotene. Free Radic Res 24(3): 215–224.

Biesalski HK, Obermueller-Jevic UC (2001) UV light, beta-carotene and human skin-beneficial and potentially harmful effects. Arch. Biochem. Biophys. 389, 1–6, 2001.

Böhm H, Boeing H, Hempel J, Raab B, Kroke, A (1998): Flavonole, Flavone und Anthocyane als natürliche Antioxidantien in der Nahrung und ihre mögliche Rolle bei der Prävention chronischer Erkrankungen. Z. Ernährungswiss. 37(2): 147–63.

Boschmann M, Steiniger J, Hille U, Tank J, Adams F, Sharma AM, Klaus S, Luft FC, Jordan J (2003) Water-induced thermogenesis. J Clin Endocrinol Metab 88: 6015–6019.

Boschmann M, Steiniger J, Franke G, Birkenfeld AL, Luft FC, Jordan J (2007) Water drinking induces thermogenesis through osmosensitive mechanisms. J Clin Endocrinol Metab 92: 3334–3337.

Burgerstein Uli P, Schurgast Hugo, Zimmermann Michael B (2012) Handbuch Nährstoffe: Vorbeugen und heilen durch ausgewogene Ernährung. Trias Verlag.

Chiu AE, Chan JL, Kern DG, Kohlers S, Kimball AB (2005) Doubleblinded, placebo-controlled trial of green tea extracts in the clinical and histologic appearance of photoaging skin. Dermatol Surg 31: 855–860.

Christensen K, Thinggaard M , McGue M, Rexbye H, Hjelmborg J, Aviv A, Gunn D, Ouderaa F, Vaupel JW (2009) Perceived age as clinically useful biomarker of ageing: cohort study. BMJ, 339: b5262.

Coghlan A (2011) First anti-wrinkle pill shows signs of success. New Scientist 211, 2831: 10.

Darwin M et al. (2006) Functional Food und Bioverfügbarkeit im Zielorgan Haut. Hautarzt. 57: 286–290.

Darwin M, Patzelt A, Gehse S, Schanzer S, Benderoth C, Sterry W, Lademann J (2008) Cutaneous concentration of lycopene correlates significantly with the roughness of the skin. Eur J Pharm Biopharm 69(3): 943–7.

DGE (2004) Glykämischer Index und glykämische Last – ein für die Ernährungspraxis des Gesunden relevantes Konzept? Ernährungs-Umschau 51 (3): 84–91.

Donner S (2006) Schönheit von innen. Welt online 21.10.06 URL: http://www.welt.de/print-welt/article88637/Schoenheit_von_innen.html

Elmets CA, Singh D et al. (2001) Cutaneous photoprotection from ultraviolet injury by green tea polyphenols. J Am Acad Dermatol; 44 (3), 425–432.

Farzaneh-Far R et al. (2010) Association of Marine Omega-3 Fatty Acid Levels With Telomeric Aging in Patients With Coronary Heart Disease. JAMA; 303(3): 250–257.

Fink Bernhard (2009) Gesichtsschönheit und Haut. In »Kosmetik – Luxus ohne Verantwortung?« Tagungsdokumentation, Hannover.

Franceschi C et al. (2007) Inflammaging and anti-inflammaging: A systemic perspective on aging and longevity emerged from studies in humans. Mech Ageing Devel 128: 92–105.

Freude, G. et al. (2009) Predictors of the discrepancy between calendar and biological age. Occupational medicine (Oxford, England); 2010 Jan; 60(1): 21–8. Epub 2009 Aug 10.

GS-Food, Schweiz URL: http://www.gsfood.ch/glykaemischer-index-c-238_251-1.html

Guyuron B, Rowe DJ, Weinfeld AB, Eshraghi Y, Fathi A, Iamphongsai S (2009) Factors Contributing to the Facial Aging of Identical Twins. Plast. Reconstr. Surg. 123 (4): 1321–1331.

Heinrich U et al. (2006) Long-Term Ingestion of High Flavanol Cocoa Provides

Photoprotection against UV-Induced Erythema and Improves Skin Condition in Women. In: Journal of Nutriton, 136 (6): 1565–1569.

Hsu S, Bollag WB, Lewis J (2003) Green tea polyphenols induce differentiation and proliferation in epidermal keratinocytes. J Pharmacol Exp Ther, 306, 29–34.

IKW (2011) Der Kosmetikmarkt in Deutschland 2010: dekorative Kosmetik, Damendüfte, Deodorantien und Herrenkosmetik legen weiter zu; positiver Ausblick auf 2011. URL: http://www.cosmetic-business.com/showartikel.php?art_id=2274 (Abruf 9.8.2011)

Johnson J (1998) Physical training and the control of skin blood flow. Med Sci Sports Exerc; 30(3): 382–6.

Katiyar SK, Perez A, Mukhtar H (2000) Green tea polyphenol treatment to human skin prevents formation of ultraviolet light B-induced pyrimidine dimers in DNA. Clin Cancer Res, 6, 3864–3869.

Katiyar SK (2003) Skin photoprotection by green tea: antioxidant and immunomodulatory effects. Curr Drug Targets Immune Endocr Metabol Disord, 3 (3), 234–242.

Kerscher M (2004) Dermatokosmetik. Darmstadt.

Krutmann J, Diepgen T (2003) Hautalterung. Grundlagen, Prävention, Therapie. Berlin Heidelberg.

Kimura M, Hjelmborg JvB, Gardner JP, Bathum L, Brimacombe M, Lu X et al. (2008) Telomere length and mortality: a study of leukocytes in elderly Danish twins. Am J Epidemio, 167: 799–806.

Klotter C (2009) Warum wir es schaffen, nicht gesund zu bleiben. Ernst Reinhardt Verlag, München.

Krutmann J (2001) Inhibitory effects of sunscreens on the development of skin cancer. Hautarzt 52(1): 62–63.

Kwon HH, Yoon JY, Hong JS, Jung JY, Park MS, Suh DH (2012) Clinical and Histological Effect of a Low Glycaemic Load Diet in Treatment of Acne Vulgaris in Korean Patients: A Randomized, Controlled Trial Acta Derm Venereol 92: 241–246.

Lautenschläger H (2003) Essentielle Fettsäuren – Kosmetik von innen und außen. Beauty Forum 4: 54–56.

Lei Yin et al. (2001) Skin Aging induced by ultraviolet exposure and tobacco smoking: evidence from epidemiological and molecular studies. Photodermatol Photoimmunol Photomed 17: 178–183.

Mahmood T et al. (2010) Outcomes of 3% green tea emulsion on skin sebum production in male volunteers. Bosn J Basic Med Sci; 10(3): 260–4.

Mehling Annette, Poly Wolfgang (2006) Chronobiologie der Haut. Innere Uhr und Rhythmen der Haut. Pharmazeutische Zeitung Ausgabe 48 URL: http://www.pharmazeutische-zeitung.de/index.php?id=2319

Miller G, Tybur JM, Jordan BD (2007) Ovulatory cycle effects on tip earnings by lap dancers: economic evidence for human estrus? Evolution and Human Behavior 28; 375–381.

Noordam R, Gunn GA, Tomlin CC, Maier AB, van Heemst D et al. (2011) High serum glucose levels are associated with a higher perceived age. New Scientist 212; 2843:16 http://www.springerlink.com/content/l08t8476q6433q44/

Nilsson A (2007) Effects of Indigestible Carbohydrates and GI of Cereal Products on Glucose Metabolism, Satiety and Cognitive Function in Healthy Subjects; Emphasising mechanisms for glycaemic regulation at the acute, second and third meal. Dissertation Universität Lund.

Pellegrini N, Serafini M, Colombi B et al. (2003) Total Antioxidant Capacity of Plant Foods, Beverages and Oils Consumed in Italy Assessed by Three Different In Vitro Assays. J. Nutr. 133: 2812–2819.

Pernsteiner Johannes (2009) Sauerstoff im Blut macht attraktiv. Pressetext Austria.

Proteggente A, Pannala A, Paganga G et al. (2002) The Antioxidant Activity of Regularly Consumed Fruit and Vegetables Reflects their Phenolic and Vitamin C. Free Radical Research 36 (2): 217–233.

Purba M, Kouris-Blazos A, Wattanapenpaiboon N, Lukito W, Rothenberg E, Steen B, Wahlqvist ML (2001) Skin Wrinkling: Can food make a difference. Am Coll Nutr 20(1): 71–80.

Richards JB et al. (2007) Higher serum vitamin D concentrations are associated with longer leukocyte telomere length in women. American Journal of Clinical Nutrition, 86(5): 1420–1425.

Stahl W et al. (2001) Dietary Tomato Paste Protects against Ultraviolet Light-Induced Erythema in Humans. The Journal of Nutrition; 131: 1449–1451.

Stahl W, Krutmann J (2006) Systemische Photoprotektion durch Karotinoide. Hautarzt 57: 281–285.

Stephen ID et al. (2008) Skin Blood Perfusion and Oxygenation Colour Affect Perceived Human Health. PloS one; 4(4): e5083.

Stephen Ian, Law Smith MJ, Stirrat MR, Perrett DI (2009) Facial skin coloration affects perceived health of human faces. International Journal of Primatology 30 (6): 845–857.

Stephen ID et al. (2009) Facial skin coloration affects perceived health of human faces. International Journal of Primatology; 30: 845–857.

Thiele JJ, Schroeter C, Hsieh SN et al. (2001) The antioxidant network of the stratum corneum. Curr. Probl. Dermatol 29, 26–42.

Wilson Sara (2001) Greek wrinkle cure, Herald-Sun Thursday July 5, 2001.

Wipke-Tevis DD, Williams DA (2007) Effect of oral hydration on skin microcirculation in healthy young and midlife and older adults. Wound Repair Regen 15: 174–185.

Xu Q et al. (2009) Multivitamin use and telomere length in women. Am J Clin Nutr. 89(6): 1857–63.

Yusuf N, Irby C, Katiyar SK, Elmets CA (2007) Photoprotective effects of green tea polyphenols. Photodermatol Photoimmunol Photomed, 23, 48–56.

REGISTER

Bleiben Sie jung und gesund!

Ratgeber von Michaela Axt-Gadermann und Peter Axt

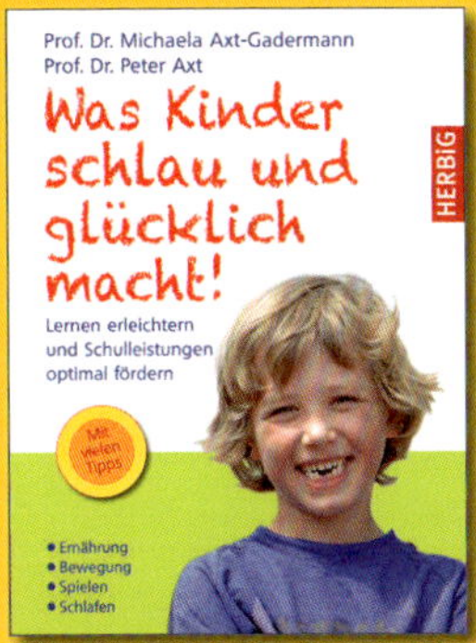

152 Seiten, ISBN 978-3-7766-2641-4

Sport, Ernährung, Schlafverhalten, Spiele und Musik haben einen großen Einfluss auf die schulische Leistung von Kindern. Das Autorenduo erklärt, wie sich Konzentrationsfähigkeit, Intelligenz, Schulnoten und damit die seelische Ausgeglichenheit von Kindern verbessern lassen.

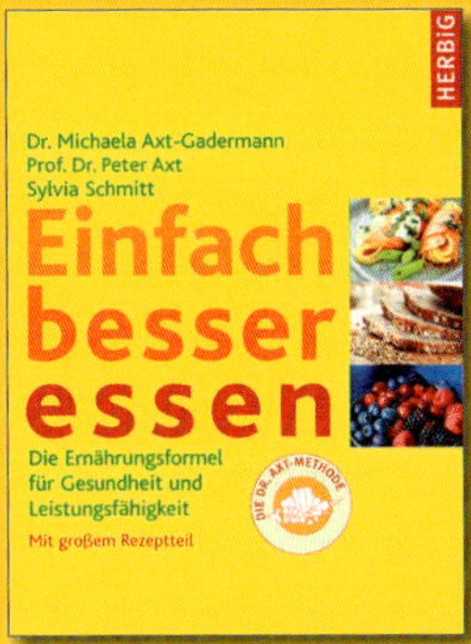

176 Seiten, ISBN 978-3-7766-2515-8

Genuss und gesunde Ernährung sind kein Widerspruch. Dieser Ratgeber zeigt mit seinen Rezepten und Besser-Esser-Tipps u. a., warum drei Mahlzeiten am Tag besser sind als fünf, weshalb man mehr Fett essen darf und welche gesundheitlichen Effekte Nahrungsmittel haben.

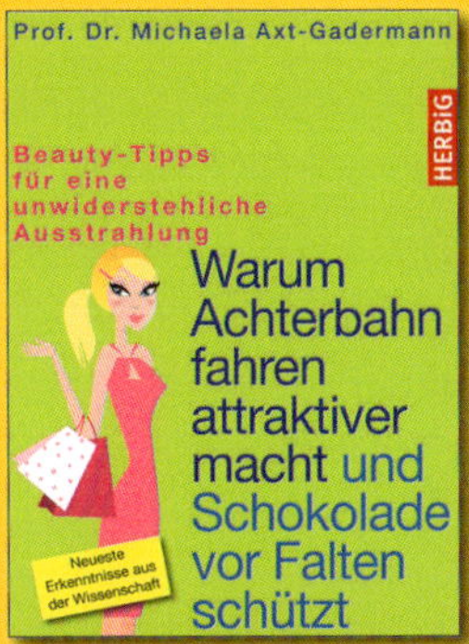

144 Seiten, ISBN 978-3-7766-2706-0

Sie haben weder volles Haar noch lange Beine? Kein Problem! Denn in Sachen Anziehungskraft kommt es auf ganz anderes an. Dieses Buch verrät Ihnen, wie Sie sich ohne großen Aufwand schnell attraktiver tricksen können. Ab morgen sind Sie Beauty-Queen!

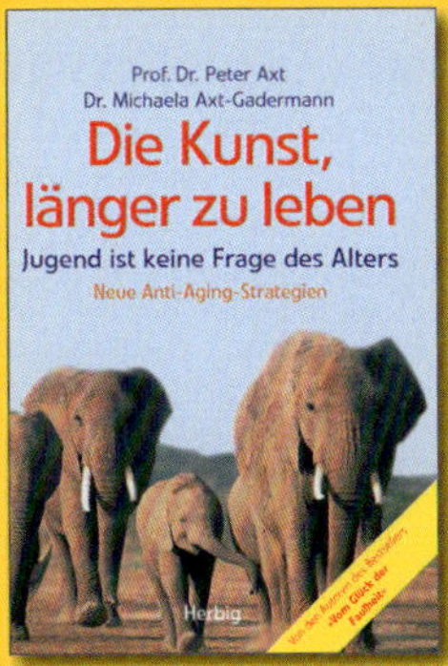

192 Seiten, ISBN 978-3-7766-2275-1

Muße statt Fitnesshysterie, Genuss statt Askese, Ruhe statt Dauerstress: goldene Ratschläge für Gesundheit und Wohlbefinden in jedem Alter. Denn langes Leben und Vitalität werden nicht nur durch unsere genetische Ausstattung, sondern auch durch unser Verhalten bestimmt.

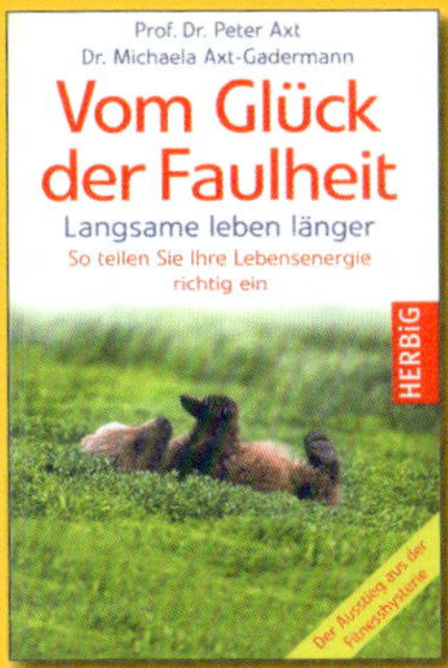

192 Seiten, ISBN 978-3-7766-2214-9

»Sparen Sie Ihre Lebensenergie«, rät das erfolgreiche Autorenduo in ihrem Bestseller. Denn Gesundheit und ein langes Leben sind der Lohn für Müßiggang, Gelassenheit und Genügsamkeit. Mit vielen wertvollen Tipps, Selbsttests und Energiesparvorschlägen für den Alltag.

Weitere Informationen zu diesen und anderen Ratgebern finden Sie auf www.herbig-verlag.de

HERBiG